Mary Quist
Augustine Adomah-Afari

"Quando estou com o meu marido, não sinto a picada do mosquito"

Mary Quist
Augustine Adomah-Afari

"Quando estou com o meu marido, não sinto a picada do mosquito"

ScienciaScripts

Imprint

Any brand names and product names mentioned in this book are subject to trademark, brand or patent protection and are trademarks or registered trademarks of their respective holders. The use of brand names, product names, common names, trade names, product descriptions etc. even without a particular marking in this work is in no way to be construed to mean that such names may be regarded as unrestricted in respect of trademark and brand protection legislation and could thus be used by anyone.

Cover image: www.ingimage.com

This book is a translation from the original published under ISBN 978-620-2-06054-7.

Publisher:
Sciencia Scripts
is a trademark of
Dodo Books Indian Ocean Ltd. and OmniScriptum S.R.L publishing group

120 High Road, East Finchley, London, N2 9ED, United Kingdom
Str. Armeneasca 28/1, office 1, Chisinau MD-2012, Republic of Moldova, Europe
Printed at: see last page
ISBN: 978-620-3-30768-9

DEDICAÇÃO

Dedico este trabalho aos meus irmãos e outros familiares pelas suas orações, apoio e encorajamento na realização deste curso.

RECONHECIMENTO

Gostaria de agradecer a Deus todo-poderoso por me ter dado a vida e a força para prosseguir este curso e por me ter acompanhado ao longo do ano.

2

Gostaria também de agradecer ao Reitor e ao pessoal da Escola de Saúde Pública pelo excelente trabalho que estão a fazer. Agradeço ao Professor Moses Aikins, pelo seu conselho e orientação.

Um agradecimento especial ao meu supervisor, Dr. Augustine Adomah-Afari, pela sua orientação, assistência e aconselhamento. Agradeço ao Chefe do Departamento de Política, Planeamento e Gestão da Saúde (HPPM) e a todos os professores pelos conhecimentos que me foram transmitidos.

Agradeço também à Dra. Magda Robalo e à equipa da Organização Mundial de Saúde (OMS) pela sua assistência e apoio durante o estágio.

Gostaria de agradecer a todos os meus amigos, especialmente ao Dr. Philip Nyinaku, por me ter motivado e encorajado a prosseguir este curso.

Por último, gostaria de agradecer ao pessoal da clínica pré-natal do hospital La General pelo seu apoio e assistência.

ÍNDICE DE CONTEÚDOS

LISTA DE ACRÓNIMOS

ANC	Antenatal Clinic
GHS	Ghana Health Service
ITN	Insecticide Treated Nets
JHS	Junior High School
LLIN	Long Lasting Insecticide Nets
MICS	Multiple Indicator Cluster Surveys
MOH	Ministry of Health
NMCP	National Malaria Control Programme
RBM	Roll Back Malaria
SHS	Senior High School
UNICEF	United Nations International Children Fund
WHO	World Health Organization

DEFINIÇÃO DE TERMOS

Cliente	Usuário de um produto ou serviço
Confidencialidade	Proteção de informações de pessoas que não são espera-se que saiba
Controlo	Um meio de limitar ou regular algo
Entrevista	Uma reunião de pessoas cara a cara, especialmente para consulta
Município	Uma cidade ou município que tem o seu governo local
Programa	Um plano de ação

RESUMO DO CAPÍTULO

O capítulo apresentou uma análise dos factores susceptíveis de influenciar a utilização de MTI pelas mulheres grávidas. O capítulo mostrou que o conhecimento, a atitude e a perceção dos MTI, a influência dos factores socioculturais sobre os MTI (como as normas, as tradições e o tamanho da sala), bem como a contribuição e os desafios que os profissionais de saúde enfrentam na promoção dos MTI, afectariam definitivamente a utilização dos MTI entre as mulheres grávidas. Estes factores não só afectam os MTI, como também têm impacto na saúde do bebé e da mãe após um parto seguro. Tendo em conta a influência das tendências socioculturais nas mulheres de um país como o Gana (Agyapong & Manderson, 1994; Azabre et al., 2006), um estudo desta natureza revela a melhor forma de assegurar a prática dos MTI. Prevê-se que os resultados não só alarguem as oportunidades de investigação e desenvolvimento das instituições superiores, como também reforcem os cuidados e os conselhos de saúde prestados às mulheres durante a gravidez.

RESUMO

Introdução: O paludismo continua a ser um grande problema de saúde pública na África Subsariana. As estimativas mundiais do peso da doença em 2000 indicavam pelo menos 300 a 500 milhões de casos clínicos por ano; 90% ocorreram na África Subsariana. O paludismo contribui em cerca de 20% para os bebés com baixo peso à nascença em zonas endémicas, para os nascimentos de crianças mortas e para as mortes maternas. As mulheres grávidas têm mais probabilidades de ficarem anémicas e de darem à luz bebés com baixo peso ou nados-mortos se estiverem infectadas com malária durante a gravidez. A utilização regular de redes mosquiteiras tratadas com inseticida pelas mulheres grávidas é uma intervenção vital na prevenção da malária entre as mulheres grávidas em zonas endémicas.

Objetivo(s): O objetivo geral deste estudo é explorar a perceção e a atitude em relação aos mosquiteiros tratados com inseticida no controlo da malária entre as mulheres grávidas que frequentam a clínica pré-natal do Hospital Geral de La.

Métodos: Foi adoptada uma abordagem fenomenológica, utilizando o La General Hospital como organização de estudo de caso na região da Grande Accra. Os dados foram obtidos através de entrevistas e de uma análise documental. Os dados das entrevistas foram codificados utilizando a aplicação de software Nvivo e analisados utilizando a análise de enquadramento. O Modelo de Crenças sobre a Saúde foi utilizado para interpretar os resultados do estudo.

Conclusões: A maioria das mulheres grávidas tem um conhecimento apreciável do que são os mosquiteiros tratados com inseticida e conhece a sua finalidade e importância, bem como a forma como são utilizados. Quase todas as inquiridas demonstraram uma boa atitude em relação à utilização dos mosquiteiros tratados com inseticida. Consideram que o mosquiteiro tratado com inseticida é bom, melhor e confortável e que dormir debaixo dele não afecta a gravidez, mas previne a malária. Além disso, a maioria dos inquiridos considera que os factores socioculturais podem influenciar a sua aceitação e utilização de mosquiteiros tratados com inseticida. Por outro lado, embora o pessoal de saúde forneça os mosquiteiros às mulheres grávidas e as eduque sobre a sua importância através da educação para a saúde pública, o desafio que enfrentaram foi a escassez resultante do atraso do governo na entrega, bem como a falta de cooperação entre o pessoal de saúde e as mulheres grávidas na utilização dos mosquiteiros.

Conclusões / Recomendações: O conhecimento das redes mosquiteiras tratadas com inseticida entre as mulheres grávidas ainda é baixo, apesar da política governamental de fornecimento gratuito a grupos vulneráveis e de redes subsidiadas para outras pessoas. É necessário que os responsáveis pelas políticas de saúde e os profissionais de promoção da saúde se concentrem na criação de uma procura de redes mosquiteiras tratadas com inseticida e na sua utilização através de todos os canais de informação sobre saúde disponíveis, incluindo o marketing social. Recomenda-se que os responsáveis pela elaboração das políticas de saúde, os responsáveis pela implementação e os profissionais de saúde tenham de conceber estratégias para abordar as crenças e práticas socioculturais na expansão dos programas de controlo da malária. A conceção de materiais educativos e de informação sobre a utilização de mosquiteiros tratados intermitentes deve ter em conta as percepções e a atitude dos membros da comunidade, especialmente das mulheres grávidas, para garantir a sua máxima aceitação e utilização.

CAPÍTULO UM

INTRODUÇÃO

Antecedentes

De um modo geral, o paludismo continua a ser um grande problema de saúde pública na África Subsariana (OMS, 2010). As estimativas mundiais do fardo do paludismo para 2000 indicavam que havia pelo menos 300 a 500 milhões de casos clínicos por ano, dos quais 90% ocorriam na África Subsariana (Lengeler, 2009). Embora tenha havido uma redução dos casos clínicos em 2009, as estimativas mundiais do fardo da doença da malária para 2009 indicavam que havia 225 milhões de casos por ano (OMS, 2010). Assim, a malária continua a representar um importante problema de saúde pública nas zonas de endemicidade. Também se registou uma nova redução em 2010, com 219 milhões de casos de paludismo, o que levou a cerca de 660 000 mortes por paludismo, principalmente entre as crianças africanas (OMS, 2010).

Em particular, nos países africanos onde a malária é endémica, as mulheres grávidas são altamente vulneráveis à infeção por malária devido a uma imunidade reduzida (OMS, 2010). Auta (2012) observou que a malária constitui um grave problema de saúde, sendo as crianças e as mulheres grávidas as mais vulneráveis à sua morbilidade e mortalidade. De acordo com um relatório do Fundo das Nações Unidas para a Infância (UNICEF) (2013), as mulheres grávidas têm mais probabilidades de ficar anémicas e de dar à luz bebés com baixo peso ou nados-mortos se forem infectadas com malária durante a gravidez. Assim, a utilização regular de redes mosquiteiras tratadas com inseticida (MTI) pelas mulheres grávidas é uma intervenção vital na prevenção da malária entre as mulheres grávidas em zonas endémicas (Ministério da Saúde, 2004; GHS, 2015).

No entanto, a utilização de MTI por mulheres grávidas é muito baixa no Gana (UNICEF, 2013). De acordo com o Multiple Indicator Cluster Surveys (MICS, 2011), apenas 33% das mulheres grávidas dormem sob MTI no Gana (Ministério da Saúde, 2004). Outro relatório mostra que, embora se tenham registado alguns progressos na África Subsariana, a percentagem de mulheres grávidas que dormem sob um MTI continua a ser demasiado baixa (OMS, 2008).

Entretanto, os mosquiteiros tratados com inseticida (MTI) revelaram-se a medida mais eficaz em termos de custos na prevenção da malária (Lengeler, 2004; OMS, 2008). As provas mostram que a utilização de MTI reduziu a mortalidade por paludismo em 17% nas crianças (Lengeler 2004). Tendo em conta a eficácia dos MTI, o programa da Parceria Fazer Recuar a Malária (RBM) tem como objetivo proteger 80% das crianças e das mulheres grávidas em risco de contrair malária com MTI até 2015 (Eisele et al., 2009).

O Gana estabeleceu diretrizes políticas para a implementação e o aumento da utilização de MTI em conformidade com o programa da Parceria Fazer Recuar a Malária (RBM) e desenvolveu um quadro estratégico para orientar a sua implementação (Serviço de Saúde do Gana, 2014). Assim, esperava-se que o programa de prevenção da malária no Gana reduzisse a morbilidade e a mortalidade específicas da malária em 50% até ao ano 2010 (Serviço de Saúde do Gana, 2014). Para atingir este objetivo, foram seguidas quatro estratégias principais. Estas são (Serviço de Saúde do Gana, 2014):

1. Promover a prevenção múltipla, que inclui a promoção da utilização de mosquiteiros tratados, a quimioprofilaxia na gravidez e a gestão ambiental;

2. Melhorar a gestão dos casos de paludismo a todos os níveis (do agregado familiar à unidade de saúde);

3. Incentivar a investigação baseada em dados concretos para encontrar intervenções eficazes;

4. Melhorar a parceria com todos os parceiros a todos os níveis.

Apesar de todos os esforços para combater a malária entre as mulheres grávidas, a doença continua a ser uma das principais causas de morbilidade e mortalidade no Gana (OMS, 2010). Foi relatado que a malária na gravidez causa taxas elevadas de mortalidade infantil e materna, baixo peso à nascença, absentismo escolar e baixa produtividade na agricultura e noutras profissões (Serviço de Saúde do Gana, 2014). Por conseguinte, para que todos estes esforços se tornem realidade, é imperativo explorar o conhecimento, a atitude e a perceção dos MTI no controlo da malária entre as mulheres grávidas que utilizam os CPN numa unidade de saúde urbana, que serve comunidades definidas na região da Grande Acra, no Gana.

Os objectivos específicos eram explorar o conhecimento, a atitude, a perceção e a influência dos factores socioculturais na utilização de MTI entre as mulheres grávidas que frequentam o ANC no La General Hospital; e os contributos e desafios encontrados pelo pessoal de saúde na promoção dos MTI entre estas mulheres. Este documento tem por objetivo ajudar a revelar a melhor forma de incentivar a prática dos MTI.

Declaração do problema

As estimativas mundiais do peso da malária em 2009 indicavam que havia 225 milhões de casos por ano (OMS, 2010). De acordo com o Programa Nacional de Controlo da Malária (PNMC), a malária é responsável por cerca de 32,5% de todas as consultas médicas e 48,8% dos internamentos de menores de cinco anos no Gana (PNMC, 2009). A infeção por paludismo durante a gravidez foi considerada um dos principais problemas de saúde pública, com riscos substanciais para a mãe, o feto e o recém-nascido (OMS, 2012).

Embora não se possa subestimar a influência das atitudes, crenças, normas e tradições socioculturais na aceitação e cumprimento das intervenções de cuidados de saúde, parece haver ambiguidade quanto ao que constitui estes termos, devido a variações culturais no contexto africano (Adogu & fjemba, 2013). Chukwuocha et al. (2010) observaram que o baixo nível de utilização efectiva dos MTI pelas mulheres pode ser atribuído a factores socioeconómicos e culturais, tais como a falta de alojamento ou a inconveniência de pendurar o mosquiteiro. Azabre et al. (2013) revelaram que alguns inquiridos bebem ou utilizam ervas locais para controlar a malária em vez de utilizarem mosquiteiros ou oferecem sacrifícios aos deuses e aos antepassados para se protegerem da malária no Gana. Ankomah et al. (2012) sugerem a necessidade de intervenções de mudança de comportamento para abordar as percepções e os equívocos a nível da comunidade relativamente à distribuição de MTI na Nigéria.

Vários estudos demonstraram que existe uma grande diferença entre a disponibilidade e a utilização de MTI, devido a conhecimentos, práticas, atitudes, perceção, crenças e estigma não abordados relativamente à utilização de MTI pelas mulheres grávidas (Jima et al., 2005; Runsewe-Abiodun et al., 2012, 2013). A OMS (2013) refere que, na maioria dos países africanos onde a malária é endémica, menos de 40% das mulheres grávidas dormem sob MTI. Isto mostra que a utilização de MTI durante a gravidez continua a ser fraca, apesar do aumento das campanhas de educação sanitária e de sensibilização organizadas pelas agências governamentais (OMS, 2013). É neste contexto que o investigador procura explorar as crenças e práticas socioculturais que influenciam o conhecimento, a perceção e a atitude dos MTI no controlo da malária entre as mulheres grávidas que frequentam a clínica pré-natal do Hospital Geral de La.

Justificação do estudo

Embora vários estudos tenham demonstrado que existe uma grande lacuna entre a disponibilidade de MTI e a sua utilização, devido a crenças e práticas socioculturais não abordadas que influenciam o conhecimento, as atitudes e a perceção das mulheres grávidas em relação à utilização de MTI (Jima et al., 2005; Runsewe-Abiodun et al., 2012, 2013), não foi realizado qualquer estudo para analisar estes factores entre as mulheres grávidas que frequentam os CPN no Hospital Geral de La. Este estudo preenche esta lacuna.

Este estudo é muito relevante porque, como relata a OMS (2013), na maioria dos países africanos onde a malária é endémica, menos de 40% das mulheres grávidas dormem sob MTI, este facto ainda não foi verificado em relação às mulheres grávidas que frequentam o ANC no Hospital Geral de La. Embora tenha sido estabelecido que a utilização de MTI durante a gravidez continua a ser fraca, apesar do aumento da educação sanitária e das campanhas de sensibilização montadas pelas agências governamentais (OMS, 2013), esta realidade não foi verificada no que diz respeito aos prestadores de cuidados de saúde que dão formação sobre a utilidade dos MTI às mulheres grávidas que frequentam os CPN no Hospital Geral de La. Este estudo procura determinar a contribuição e os desafios enfrentados pelos prestadores de cuidados de saúde nesta direção.

O investigador tem alguns conhecimentos de base sobre as questões-chave enquanto profissional de saúde/médico e conseguiu explorar as crenças e práticas socioculturais que influenciam a perceção e a atitude em relação aos MTI no controlo da malária entre as mulheres grávidas que frequentam a clínica pré-natal do Hospital Geral de La. Assim, o resultado do estudo contribui para o conhecimento e a literatura neste domínio.

Objetivo geral

O objetivo geral desta investigação foi explorar a perceção e a atitude em relação aos MTI no controlo da malária entre as mulheres grávidas que frequentam a clínica pré-natal do La General Hospital.

Objectivos específicos

Os objectivos específicos do estudo foram os seguintes

1. Avaliar os conhecimentos sobre os MTI entre as mulheres grávidas que frequentam o ANC no La General Hospital.

2. Explorar a atitude das mulheres grávidas que frequentam o ANC no La General Hospital relativamente aos MTI.

3. Avaliar a perceção dos MTI entre as mulheres grávidas que frequentam o ANC no La General Hospital.

4. Explorar a influência dos factores socioculturais nos MTI entre as mulheres grávidas que frequentam os CPN no Hospital Geral de La.

5. Identificar a contribuição do pessoal de saúde para a promoção de MTI entre as mulheres grávidas que frequentam o ANC no Hospital Geral de La.

6. Identificar os desafios enfrentados pelo pessoal de saúde na promoção de MTI entre as mulheres grávidas que frequentam os CPN no Hospital Geral de La.

Questão de investigação

Os objectivos do estudo foram alcançados através da resposta às seguintes questões:

1. Qual é o conhecimento sobre MTI entre as mulheres grávidas que frequentam o ANC no La General Hospital?

2. Qual é a atitude das mulheres grávidas que frequentam o ANC no La General Hospital em relação aos MTI?

3. Qual é a perceção dos MTI entre as mulheres grávidas que frequentam o ANC no La General Hospital?

4. Como é que os factores socioculturais influenciam os MTI entre as mulheres grávidas que frequentam o ANC no La General Hospital?

5. Quais são os contributos do pessoal de saúde para a promoção dos MTI entre as mulheres grávidas que frequentam os CPN no Hospital La General?

6. Quais são os desafios enfrentados pelo pessoal de saúde na promoção de MTI entre as mulheres grávidas que frequentam o ANC no Hospital Geral de La?

Esboço da dissertação

O primeiro capítulo apresenta os antecedentes, a definição do problema, a importância, os objectivos e as questões de investigação do estudo. O capítulo dois apresenta a revisão da literatura e o quadro concetual. Aqui, foi revista a literatura sobre a qualidade dos MTI no controlo da malária entre as mulheres grávidas, o que serviu de trampolim para a determinação do quadro contextual da investigação. O capítulo três apresenta a metodologia de investigação adoptada, incluindo a conceção da investigação, o procedimento de recolha de dados e o desenvolvimento dos instrumentos de recolha de dados. Os procedimentos de preparação dos dados e de análise temática são também abordados neste capítulo. O capítulo quatro apresenta a análise de casos resultante dos dados das entrevistas. O capítulo cinco apresenta a discussão sobre os resultados do estudo e a sua relação com a literatura existente. No sexto capítulo, são apresentados o resumo, as conclusões e as recomendações do estudo. O capítulo também apresenta as limitações e os contributos para o estudo dos MTI no controlo da malária entre as mulheres grávidas. São também destacadas as implicações para a prática e as recomendações para investigação futura.

CAPÍTULO DOIS

REVISÃO DA LITERATURA E QUADRO CONCEPTUAL

Introdução

Este capítulo destaca de forma crítica a utilização de redes mosquiteiras tratadas com inseticida (MTI) entre as mulheres grávidas. A revisão da literatura fornece uma análise de estudos relacionados com o conhecimento, a atitude e a perceção dos mosquiteiros tratados com inseticida (MTI) entre as mulheres grávidas; e os contributos e desafios encontrados pelos profissionais de saúde na educação das mulheres grávidas sobre a sua utilização. Os fundamentos conceptuais do estudo foram revistos, ou seja, foi apresentado um resumo da literatura relevante que serviu de base ao estudo. Além disso, foram revistos os conceitos, modelos e princípios relevantes para o estudo.

Epidemiologia da malária

Os estudos mostram que a malária é transmitida através da picada de uma fêmea do mosquito da espécie Anopheles, que ocorre principalmente entre o anoitecer e o amanhecer (Filler et al., 2003). Outros mecanismos de transmissão comparativamente raros incluem: doença adquirida congenitamente, transfusão de sangue, partilha de agulhas contaminadas e transplante de órgãos (Owusu-Ofori, Betson, Parry, Stothard, & Bates, 2013).

A malária é uma doença transmitida por vectores que se encontra disseminada nas zonas tropicais e subtropicais do mundo (Basommi, 2011). A malária ocorre na maior parte das regiões tropicais do mundo, com o P. falciparum a causar a maior carga de doença, seguido do P. vivax (Guerra et al., 2008). O P. falciparum predomina em África, na Nova Guiné e na Hispaniola (Haiti e República Dominicana); o P. vivax é mais comum nas Américas e no Pacífico ocidental (Snow, et al., 2005). A prevalência destas duas espécies é aproximadamente igual no subcontinente indiano, na Ásia Oriental e na Oceânia (Snow, et al., 2005; Breman, 2009). O relatório mostra que, enquanto o P. malariae é pouco comum e se encontra na maioria das áreas endémicas, especialmente na África Subsariana, o P. ovale, ainda menos comum, é relativamente invulgar fora de África e, onde se encontra, compreende <1% dos isolados (Snow, et al., 2005). Além disso, o P. knowlesi, semelhante morfologicamente ao P. malariae, foi identificado por métodos moleculares em doentes da Malásia, Filipinas, Tailândia e Myanmar (White, 2008). Ainda não se provou que esta espécie seja transmitida dos seres humanos para os mosquitos (ou seja, pode ser necessário um reservatório no macaco para infetar os mosquitos).

Esta doença tornou-se um sério desafio para a maioria dos países em desenvolvimento, onde entre 300 e 500 milhões de pessoas são infectadas anualmente (OMS, 2010). A doença é uma das principais causas de mortalidade infantil na África Subsariana (OMS, 2003). Geralmente, os sintomas da malária em todo o mundo incluem: febre, dores de cabeça e vómitos, e surgem normalmente entre 10 e 15 dias após a picada do mosquito (Basommi, 2011). Se não for tratada, a malária pode rapidamente tornar-se numa ameaça à vida ao interromper o fornecimento de sangue aos órgãos vitais (OMS, 2010). Os sintomas da malária clínica no Gana são globos oculares amarelados, arrepios e calafrios, dores de cabeça, um sabor amargo, fraqueza corporal e urina amarelada (Asenso-Okyere, 1994).

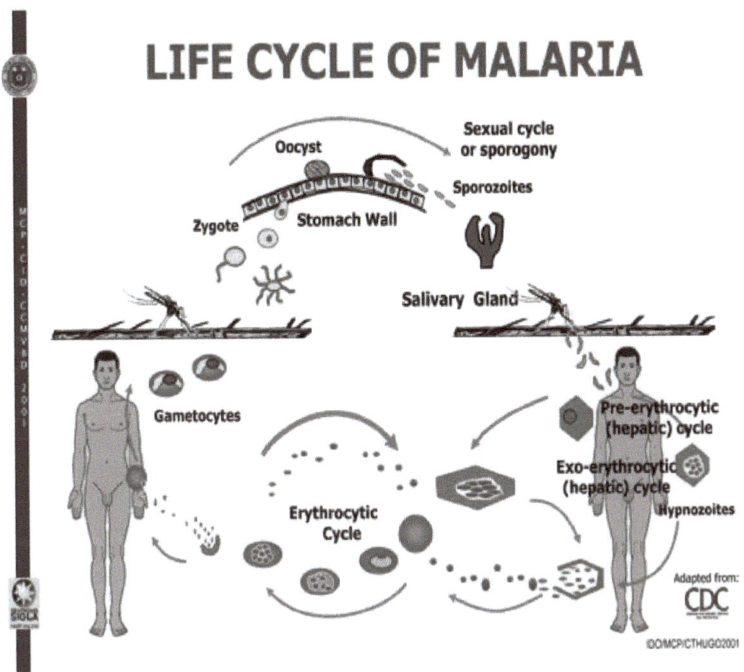

Figura 2.1: O ciclo do paludismo
Fonte: www.cdc.gov

Tipos de redes mosquiteiras tratadas com inseticida (MTI)

Um mosquiteiro tratado com inseticida é um mosquiteiro que repele, incapacita e/ou mata os mosquitos que entram em contacto com o inseticida presente no material do mosquiteiro (OMS, 2003). A utilização de mosquiteiros como proteção contra os insectos nocivos foi praticada em tempos históricos (Lindsay, 1988). Na Segunda Guerra Mundial, os exércitos russo, alemão e americano trataram os mosquiteiros e as fardas de combate com inseticida residual para proteger os soldados contra as doenças transmitidas por vectores (principalmente a malária e a leishmaniose) [(Curtis, 1991)]. No final dos anos 70, os entomologistas começaram a utilizar piretróides sintéticos: a sua elevada atividade inseticida e a sua baixa toxicidade para os mamíferos tornavam-nos ideais para este fim (Curtis 1991).

O Programa Mundial da Malária da OMS identifica duas categorias de MTI: os mosquiteiros tratados convencionalmente e os mosquiteiros tratados com inseticida de longa duração (OMS, 2003). Um mosquiteiro tratado convencionalmente é um mosquiteiro que foi tratado por imersão num inseticida recomendado pela OMS, que é um inseticida piretróide. Para garantir a continuação do seu efeito inseticida, o mosquiteiro deve ser tratado de novo após três lavagens ou, pelo menos, uma vez por ano. Os insecticidas piretróides, que são utilizados para tratar os mosquiteiros, têm um efeito excitante-repelente que acrescenta uma barreira química à barreira física, reduzindo ainda mais o contacto homem-vetor e aumentando a eficácia protetora dos mosquiteiros (OMS, 2003).

Um mosquiteiro de longa duração (MILD) é um mosquiteiro tratado na fábrica com material de rede que tem um inseticida incorporado ou ligado às fibras (OMS, 2003). O mosquiteiro deve conservar a sua atividade biológica eficaz sem novo tratamento durante, pelo menos, 20 dias (norma de lavagem da OMS em condições laboratoriais e três anos de utilização recomendada em condições de campo). Os MILDA são mosquiteiros tratados na fábrica, fabricados com um material de rede que tem inseticida incorporado nas fibras ou como revestimento das fibras. Como o tempo de vida da maioria dos mosquiteiros é de três a quatro anos, os insecticidas nos MILDA permanecem eficazes durante toda a vida do mosquiteiro. Por conseguinte, não há necessidade de voltar a tratar os MILDA (OMS, 2003). O quadro 2.1 abaixo apresenta um resumo dos tipos de MTI.

Quadro 2.1; Resumo dos tipos de MTI

Author	Types	Definition
WHO (2003).	Conventionally treated nets	A conventionally treated net is a mosquito net that has been treated by dipping in a WHO-recommended insecticide; that is pyrethroid insecticide
WHO (2003).	Long-lasting insecticidal nets	A long-lasting insecticidal net (LLINs) is a factory-treated mosquito net made with netting material that has insecticide incorporated within or bound around the fibres

Fonte: Dados do investigador, 2015

Os mosquiteiros apresentados a seguir estão normalmente disponíveis para serem utilizados para controlar a picada de mosquitos e a transmissão de parasitas da malária. No entanto, a propriedade de cada tipo depende do facto de ser dado gratuitamente ou comprado pelos potenciais utilizadores.

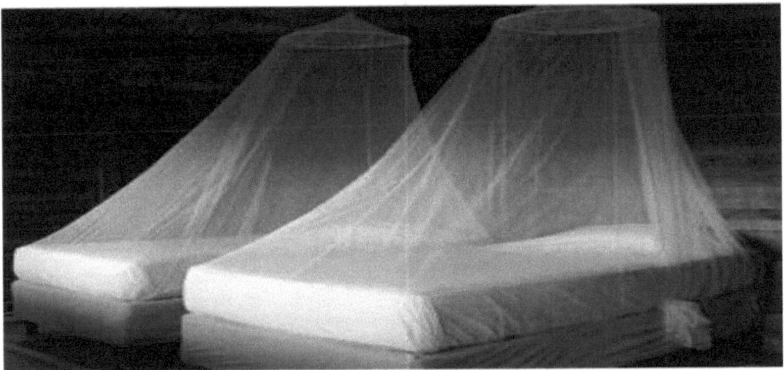

Figura 2.2: Foto do ITN
Fonte: http://biomed.uwlax.edu

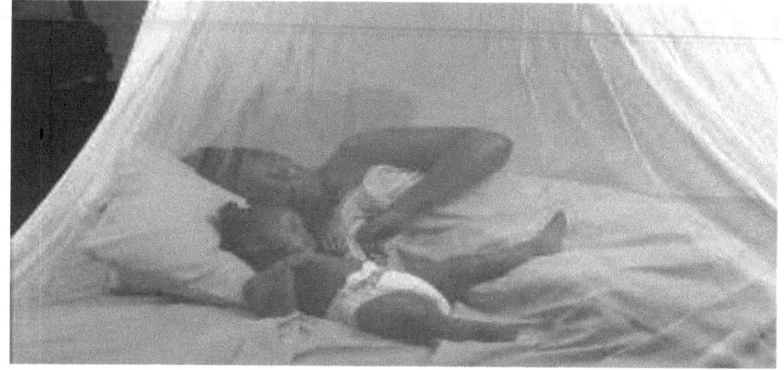

Figura 2.3: Foto do MTI
Fonte : www.sodzisodzi.com

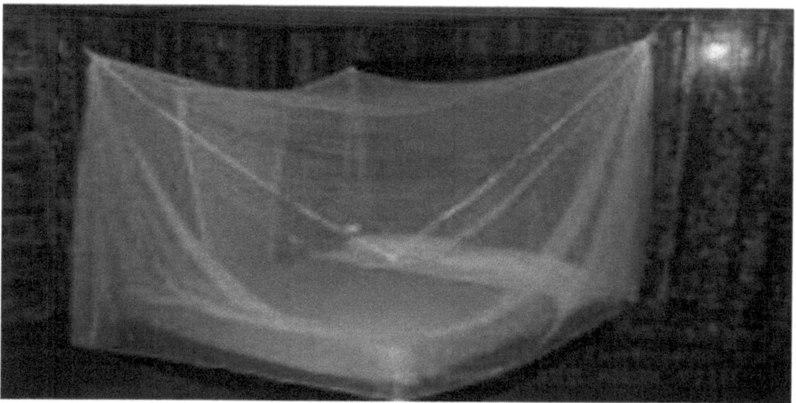

Figura 2.4: Foto do MTI
Fonte : www.alibaba.com

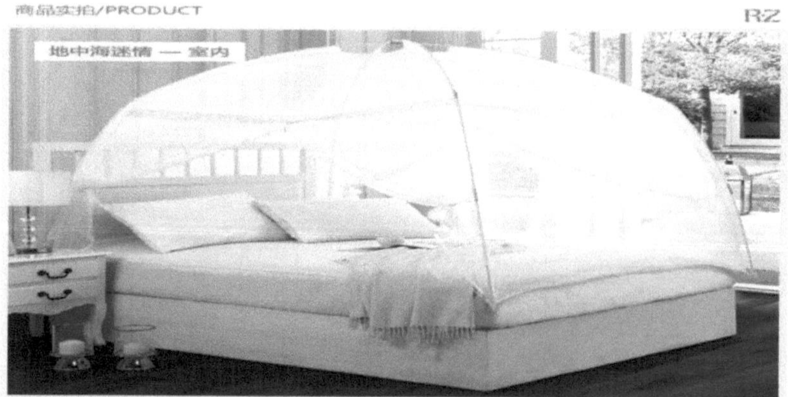

Figura 2.5: Foto do MTI
Fonte: www.zhenhao58.com

Quadro concetual / teórico

O Modelo de Crenças sobre a Saúde (Health Belief Model - HBM), tal como discutido por Glanz, Rimer e Lewis (2002), foi utilizado para explicar as conclusões do estudo sobre a utilização de redes mosquiteiras tratadas com inseticida no controlo da malária entre as mulheres grávidas que frequentam a clínica pré-natal do hospital La General.

O Modelo de Crenças sobre a Saúde (MSC) é, de longe, a teoria mais utilizada na educação para a saúde e na promoção da saúde (Glanz et al., 2002; National Cancer Institute INCh, 2003). O MCS foi desenvolvido pela primeira vez pelos psicólogos sociais Hochbaum, Rosenstock e Kegels (década de 1950) em resposta ao fracasso de um programa de rastreio gratuito da tuberculose (TB). O HBM foi adaptado para explorar uma variedade de comportamentos de saúde a longo e curto prazo, incluindo comportamentos sexuais de risco e a transmissão do VIH/SIDA. O HBM é um modelo psicológico que tenta explicar e prever os comportamentos de saúde, centrando-se nas atitudes e crenças dos indivíduos (Hochbaum, 1958).

Pressupostos e declarações fundamentais

O HBM baseia-se no entendimento de que uma pessoa tomará uma ação relacionada com a saúde (ou seja, neste estudo, usar o MTI) se essa pessoa (Glanz et al., 2002; National Cancer Institute INCh, 2 003) preencher as seguintes condições

1. sente que um estado de saúde negativo (por exemplo, VIH) pode ser evitado,

2. tem uma expetativa positiva de que, ao tomar uma ação recomendada, evitará um problema de saúde negativo (por exemplo, a utilização de preservativos será eficaz para prevenir o VIH), e

3. acredita que pode tomar com sucesso uma ação de saúde recomendada (por exemplo, pode usar preservativos confortavelmente e com confiança).

As quatro percepções seguintes constituem os principais construtos do modelo: seriedade percebida, suscetibilidade percebida, benefícios percebidos e barreiras percebidas. Estes conceitos foram propostos como responsáveis pela "prontidão para agir" das pessoas (Rosenstock et al., 1988). Um conceito adicional, as pistas para a ação, activaria essa prontidão e estimularia o comportamento manifesto. Uma adição recente ao HBM é o conceito de auto-eficácia, ou a confiança de uma pessoa na sua capacidade de realizar uma ação com êxito (Rosenstock et al., 1988). Este conceito foi acrescentado por Rosenstock e outros em 1988 para ajudar o HBM a adaptar-se melhor aos desafios da mudança de comportamentos habituais pouco saudáveis, como o sedentarismo, o tabagismo ou a alimentação excessiva (Rosenstock et al., 1988). Os conceitos-chave são explicados a seguir.

Seriedade percebida

O conceito de perceção de gravidade refere-se à crença de um indivíduo sobre a gravidade ou severidade de uma doença (McCormick Brown, 1999). Argumenta-se que, embora a perceção de gravidade se baseie frequentemente em informações ou conhecimentos médicos, também pode resultar de crenças que uma pessoa tem sobre as dificuldades que uma doença criaria ou os efeitos que teria na sua vida em geral (McCormick Brown, 1999). Por exemplo, se uma pessoa asmática contrair uma gripe, pode ir parar ao hospital. Neste caso, a sua perceção da gripe pode ser a de que se trata de uma doença grave. Além disso, para um trabalhador por conta própria, ter gripe pode significar uma semana ou mais de perda de salário, o que influenciaria a sua perceção da gravidade desta doença (McCormick Brown, 1999).

Suscetibilidade percebida

A suscetibilidade pessoal é uma das percepções mais poderosas para levar as pessoas a adotar comportamentos mais saudáveis (de Wit et al., 2005; Belcher et al., 2005). A perceção de suscetibilidade motiva as pessoas a vacinarem-se contra a gripe, a usarem protetor solar para prevenir o cancro da pele e a usarem fio dental para prevenir doenças das gengivas e a perda de dentes (Chen et al., 2007).

Benefícios percebidos

O conceito de benefícios percebidos é o sentimento de um indivíduo em relação à qualidade ou utilidade de outra conduta para diminuir o perigo de desenvolver uma doença (Frank & Swedmark, 2004). Por exemplo, entre as mulheres, os indivíduos que vêem uma vantagem na colonoscopia (deteção precoce) são mais propensos a fazer o rastreio do que os indivíduos que não vêem um benefício no rastreio (Frank & Swedmark, 2004).

Barreiras percebidas

A mudança não é algo que acontece sem esforço para a grande maioria, e por isso o último conceito do HBM aborda a questão das barreiras percebidas à mudança (Janz & Becker, 1984). Trata-se da avaliação que o próprio indivíduo faz dos obstáculos no método para adotar um novo comportamento. De entre o número considerável de conceitos, as barreiras percepcionadas são as mais importantes na decisão de mudança de conduta (Janz & Becker, 1984).

Pistas de ação

Não obstante as quatro variáveis de perceção e de ajustamento, o HBM recomenda que a conduta seja igualmente afetada por pistas para a ação (Graham, 2002). As pistas para a ação são ocasiões, indivíduos ou coisas que levam os indivíduos a alterar a sua conduta. Por exemplo, a doença de um familiar, notícias dos meios de comunicação social (Graham, 2002), campanhas de comunicação em massa, exortação de outras pessoas, postais de atualização de um fornecedor de serviços medicinais (Mi, 2002) ou rótulos de advertência sobre o bem-estar num produto (Mi, 2002). Além disso, o conhecimento de um parente da igreja com um tumor da próstata é um estímulo notável para que os homens afro-americanos frequentem programas de instrução sobre cancro da próstata (Weinrich et al., 1998).

Auto-eficácia

Rosenstock, Strecher e Becker (1988) referem que, em 1988, a auto-eficácia foi acrescentada às primeiras quatro convicções do HBM. A auto-eficácia é a fé na própria capacidade de fazer algo (Bandura, 1977). A maior parte das pessoas não tentam fazer algo de novo, a menos que pensem que o podem fazer. Se alguém aceitar que um outro comportamento é valioso (benefício percebido), mas não se considerar capaz de o fazer (barreira percebida), é provável que não o tente fazer. Por exemplo, uma das principais razões para não efetuar o auto-exame da mama (BSE) é o receio de não ser capaz de o fazer eficazmente (Umeh & Rogan-Gibson, 2001). O Quadro 2.2 simplifica os conceitos acima referidos.

Tabela 2.2; Teoria num relance: Um guia para a prática da promoção da saúde

Concept	Definition	Application
Perceived Susceptibility	One's opinion of chances of getting a condition	Define population(s) at risk, risk levels; personalize risk based on a person's features or behaviour; heighten perceived susceptibility if too low.
Perceived Severity	One's opinion of how serious a condition and its consequences are	Specify consequences of the risk and the condition
Perceived Benefits	One's belief in the efficacy of the advised action to reduce risk or seriousness of impact	Define action to take; how, where, when; clarify the positive effects to be expected.
Perceived Barriers	One's opinion of the tangible and psychological costs of the advised action	Identify and reduce barriers through reassurance, incentives, assistance.
Cues to Action	Strategies to activate "readiness"	Provide how-to information, promote awareness, reminders.
Self-Efficacy	Confidence in one's ability to take action	Provide training, guidance in performing action.

Fonte: Glanz et al., (2002); Instituto Nacional do Cancro INCh, (2003)

Modelo Conceptual

A figura 2.6 abaixo indica o modelo concetual da aplicação da HBM. Mostra como as percepções de um indivíduo sobre algo podem ser modificadas por alguns factores que são provavelmente levar a pessoa a agir de forma positiva ou negativa.

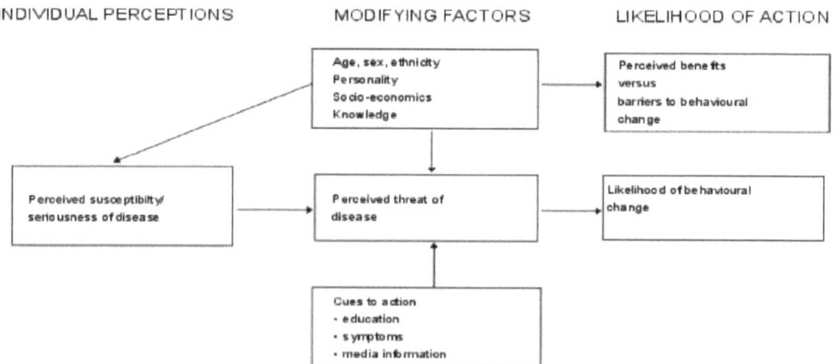

Figura 2.6: Modelo Conceptual de Crenças sobre Saúde Fonte: Glanz et al. (2002, p. 52).

Âmbito e aplicação

O Modelo de Crenças sobre a Saúde tem sido associado a um vasto leque de comportamentos de saúde e de populações-alvo. Podem ser reconhecidas três grandes gamas (Conner & Norman, 1996):

1. Comportamentos preventivos em matéria de saúde, que incluem comportamentos de promoção da saúde (por exemplo, dieta, exercício físico) e comportamentos de risco para a saúde (por exemplo, tabagismo), bem como práticas de vacinação e contraceção.

2. Comportamentos de doente, que se referem ao cumprimento dos regimes médicos recomendados, geralmente na sequência de um diagnóstico profissional de doença.

3. Utilização de clínicas, que inclui consultas médicas por diversos motivos.

Por conseguinte, este estudo aplicou o modelo HBM para explicar as conclusões do estudo em relação à perceção e à atitude das mulheres grávidas (que frequentam a clínica pré-natal no Hospital Geral de La) em relação aos mosquiteiros tratados com inseticida no controlo da malária

Quadro concetual

Os conceitos subjacentes ao estudo são demonstrados na figura 2.7 abaixo. O quadro concetual identifica os temas que têm impacto nas questões de investigação e as suas inter-relações e/ou identifica os pressupostos teóricos e filosóficos subjacentes ao estudo. O quadro concetual é frequentemente resumido como um diagrama de fluxograma, que mostra as relações entre conceitos e variáveis/temas do estudo (Shields, 2013).

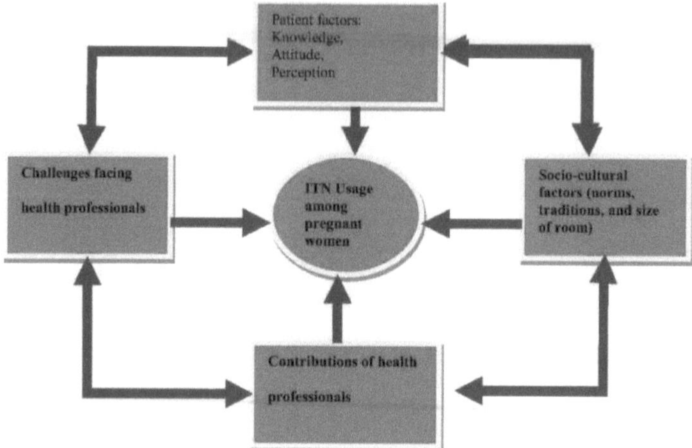

Figura 2.7: Quadro concetual dos MTI

Com base na revisão da literatura sobre os conceitos que definiram o estudo, o diagrama abaixo foi desenvolvido para indicar os seguintes temas: conhecimento, atitude e perceção dos MTI, que podem influenciar a utilização dos MTI no controlo da malária entre as mulheres grávidas. Por outras palavras, o conhecimento, a atitude e a perceção dos MTI entre as mulheres grávidas, os factores socioculturais que influenciam a utilização dos MTI (tais como normas, tradições, crenças e estigma), bem como a contribuição e os desafios enfrentados pelos profissionais de saúde na promoção dos MTI entre as mulheres grávidas são complementares à sua utilização. Estes conceitos são discutidos a seguir.

Conhecimento, atitude e perceção dos MTI entre as mulheres grávidas

Esta secção apresenta a literatura relacionada com o conhecimento, a atitude e a perceção das mulheres grávidas em relação aos MTI. Estes são apresentados em três outras subsecções.

O conhecimento das mulheres grávidas sobre os MTI

Esta secção da análise da literatura analisa o conhecimento das mulheres grávidas sobre os MTI: por outras palavras, a sua perceção em relação aos MTI. No contexto da utilização dos MTI, foram realizados muitos estudos sobre o conhecimento, a atitude e a perceção das mulheres grávidas relativamente à utilização dos MTI (Okello-Ogojo, 2001; Chukwuocha, 2010; Runsewe- Abiodun &

Runsewe, 2013; Obol, Atim & Moi, 2014). Na maioria destes estudos, os dados foram recolhidos através de questionários semifechados, inquéritos (questionário pré-codificado) e questionários prétestados. Por exemplo, um estudo efectuado por Iriemenam, Dosunmu, Oyibo e Fagbenro-Beyioku (2011) na Nigéria, revelou que 78,9% das mulheres grávidas identificaram os mosquitos infectados como a causa da malária, enquanto 86% identificaram a água estagnada como o seu local de reprodução. Observaram que o conhecimento sobre os benefícios dos mosquiteiros tratados com inseticida era menos proeminente, uma vez que a maioria dos indivíduos selecionados criticava o seu elevado preço de mercado (Iriemenam et al., 2011).

Um inquérito de base realizado pelo Commercial Market Strategies Project (CMS, 2000) intitulado "o nível de conhecimentos, atitudes e práticas sobre a malária e os mosquiteiros tratados com inseticida (MTI) em quatro distritos do Uganda: Mukono, Jinja, Mbarara e Arua" revelou que a maioria dos inquiridos (99%) conhecia a malária e tinha ouvido mensagens educativas sobre a malária (70,6%), principalmente na rádio (Okello-Ogojo, 2001). Isto significa que podem ter tomado conhecimento dos mosquiteiros tratados com inseticida (MTI), uma vez que estes faziam automaticamente parte da educação na rádio. O inquérito também revelou que havia um elevado nível de conhecimento de que os mosquitos transmitem a malária (77,6%) e que 34% dos inquiridos consideravam que a febre era o principal sintoma da malária (Okello-Ogojo, 2001). Quase metade dos inquiridos urbanos (48,3%) acreditava que os mosquiteiros eram a forma mais eficaz de prevenir a malária. Por outras palavras, as mulheres do Uganda: Mukono, Jinja, Mbarara e Arua têm um conhecimento substancial dos mosquiteiros tratados com inseticida (MTI).

Noutro estudo realizado no sudeste da Nigéria, verificou-se que o conhecimento das mulheres sobre os MTI era bom (Ukibel et al., 2014). O mesmo se pode dizer das mulheres grávidas no Estado de Enugu, na Nigéria, onde os autores constataram que elas apresentavam um conhecimento geral sobre os MTIs de 87,9% (Adogu & Ijemba, 2013). Num estudo transversal descritivo, o conhecimento da doença da malária e dos MTI também era elevado nas mulheres grávidas do distrito de Kilifi

(Njoroge, Kimani, Ongore & Akwale, 2007)

Verificou-se uma associação significativa entre o nível de educação e a maioria adequada das mulheres grávidas com um nível adequado de conhecimentos, que consistia em 86,9% (Njoroge et al., 2007; Aluko e Oluwatosin (2012), num estudo transversal, também descobriram que cento e vinte e sete (37,9%) das mulheres tinham um conhecimento elevado sobre a malária na gravidez (MIP).

Em contrapartida, entre os inquiridos das zonas rurais, os conhecimentos sobre os melhores métodos de prevenção da malária eram limitados (Okello-Ogojo, 2001). Os conhecimentos sobre redes tratadas com inseticida eram limitados (14,1%). No entanto, quando o conceito de rede tratada com inseticida foi explicado aos inquiridos, 88,3% consideraram-nas muito importantes para os seus agregados familiares (Okello-Ogojo, 2001). O Quadro 2.3 abaixo apresenta um resumo dos estudos efectuados sobre o conhecimento das mulheres grávidas relativamente aos MTI. O quadro está organizado de forma a indicar primeiro o país, seguido do(s) autor(es), do título da investigação e da respectiva contribuição/conclusão na área.

Quadro 2.3: Resumo da literatura sobre o conhecimento dos MTI entre as mulheres grávidas relativamente à utilização de MTI

Country	Author	Title	Contribution/Conclusion	Methodology
Nigeria (South- West)	Iyaniwura, Ariba, and Runshewe-Abiodun (2008).	"Knowledge, use and promotion of insecticide treated nets by health workers in a suburb an town in south western Nigeria: A Descriptive Cross-sectional Study"	Target groups in Nigeria should be continually sensitized through social marketing, radio jingles and community participation to ensure acceptance and utilization of the new protective methods. Health care providers, who are the main source of health information to the populace, may need further training and re-training on malaria control.	The study used a descriptive, cross sectional survey method to gather data from health care workers in Sagamu (Ogun State) Data was collected from 263 health workers using a pretested, structured questionnaire.
Lagos, Nigeria	Iriemenam et al. (2011)	"Knowledge, attitude, perception of malaria and evaluation of malaria parasitaemia among pregnant women attending an antenatal care clinic in metropolitan Lagos, Nigeria"	Improvement in knowledge and education of women of child-bearing age has an influential impact on malaria control.	Structured questionnaires were administered in a two-stages research design
Nigeria (South-East)	Ukibe, et al. (2014)	"Knowledge, Attitude and Practices of Pregnant Women concerning the use of Insecticide Treated Bed Nets (ITN) in Anambra State, South-east Nigeria:	Health education and mass literacy campaign can reverse the poor attitudes and practices to ITN USAGE among pregnant women	A Cross-sectional, descriptive study design was used in this study and a structured questionnaire was self administered to 700 volunteer pregnant women aged 17-45 years
Kenya	Njoroge, Kimani, Ongore and Akwale (2007)	"Use of insecticide treated bed nets among pregnant women in Kilifi District, Kenya".	Before any malaria preventive intervention is implemented in an area, different socio-cultural factors must be considered when behavioural interventions for malaria control are designed and implemented. Targeted health education should be disseminated to the community to remove stigma and misconceptions associated with ITN.	A descriptive cross-sectional study, two hundred and twenty pregnant women attending antenatal clinics (ANC) between October and December 2007

Nigeria (Ibadan)	Aluko and Oluwatosin (2012)	"Utilization of insecticide treated nets during pregnancy among postpartum women in Ibadan, Nigeria: a cross-sectional study"	Evaluation of free distribution of ITN is recommended. Integration of focused ANC and preconception care are advocated to promote early access to health information.	A Cross-sectional survey was use and the study utilized a validated structured questionnaire for data collection.
Uganda	Okello-Ogojo (2001)	"Knowledge, Attitudes, and Practices Related to Malaria and Insecticide Treated Nets in Uganda. Baseline Survey: December 1999 – January 2000	Since most households perceived ITN to be very important the adoption of nets by households is likely to reduce expenditure on malaria treatment and therefore improve household income and foster national economic growth.	The method use was qualitative and involved 700 face-to-face interviews with key decision-makers (male and female) in urban and rural households aged 15 years and above. Sample use of a three-stage cluster random sampling procedure.

Fonte: Dados do investigador, 2015

Lacunas identificadas na literatura acima referida (ref. 2.3)

A literatura acima mostra que os estudos sobre o conhecimento das mulheres grávidas em relação aos MTI têm sido devidamente considerados nos países em desenvolvimento (por exemplo, lyaniwura, Ariba, & Runshewe-Abiodun, 2008; Iriemenam et al., 2011; Ukibe, et al., 2014; Njoroge, Kimani, Ongore, & Akwale, 2007; Aluko & Oluwatosin , 2012). No entanto, parece haver pouca literatura sobre este assunto no Gana. Também se pode ver na literatura que a maioria dos estudos sobre MTIs se encontra na Nigéria e no Quénia (por exemplo, lyaniwura, Ariba, & Runshewe-Abiodun, 2008; Iriemenam et al. 2011; Ukibe, et al., 2014; Njoroge et al., 2007). A exploração deste tema num estudo realizado no Gana ajudará os leitores a compreender o conhecimento sobre os MTI no contexto ganês.

A atitude das mulheres grávidas em relação à utilização de MTI

Esta secção apresenta uma análise da literatura sobre as disposições para agir no que respeita à atitude das mulheres grávidas em relação aos MTI. Um estudo realizado no sudeste da Nigéria concluiu que as atitudes das mulheres em relação aos MTI e às práticas eram fracas (Ukibel et al., 2014). Pelo contrário, outro estudo que discute a posse, as atitudes e as percepções dos mosquiteiros tratados com inseticida entre as mulheres grávidas num distrito pós-conflito no norte do Uganda, concluiu que 98% dos inquiridos referiram que era bom usar MTI (Obol, Atim, & Moi, 2014). Um estudo descritivo transversal realizado por Njoroge et al. (2007) concluiu que a atitude positiva em relação aos MTI era muito baixa entre as mulheres grávidas do distrito de Kilifi, no Quénia. Além disso, Aluko e Oluwatosin (2012), num estudo transversal, verificaram que apenas 20,9% das mulheres grávidas em Ibadan, na Nigéria, demonstraram uma atitude positiva em relação aos MTI.

Assim, embora a maior parte destes estudos tenha sido realizada em países em desenvolvimento, como a Nigéria, o Uganda e a Suazilândia, parece que nenhum foi realizado no Gana, pelo que o investigador considera imperativo avaliar o nível de conhecimentos, atitudes e percepções das mulheres ganesas grávidas em relação aos MTI, utilizando uma perspetiva qualitativa. O Quadro 2.4 apresenta um resumo dos estudos sobre a atitude das mulheres grávidas em relação aos MTI. A tabela está organizada de forma a mostrar primeiro o país, seguido do(s) autor(es), do título da investigação e da respectiva contribuição/conclusão na área.

Quadro 2.4: Resumo da literatura sobre a atitude das mulheres grávidas em relação aos MTI Utilização

Country	Author	Title of research	Contribution / Conclusion	Methodology
Northern Uganda	Obol, Atim and Moi (2014)	"Possession, Attitudes and Perceptions of Insecticide-treated Bed Nets among Pregnant Women in a Post Conflict District in Northern Uganda"	Government and other stakeholders should scale up free ITN distributions among the vulnerable groups if the Ministry of Health and the Roll Back Malaria Global Partnership Target is to be achieved.	Cross sectional study was use for this study in 20 randomly selected internally displaced persons (IDP) camps in Aswa and Omoro counties
Kenya	Njoroge, Kimani, Ongore, and Akwale (2007)	"Use of insecticide treated bed nets among pregnant women in Kilifi District, Kenya".	Before any malaria preventive intervention is implemented in an area, different socio-cultural factors must be considered when behavioural	A descriptive cross-sectional study and two hundred and twenty pregnant women attending antenatal clinics (ANC) between

			interventions for malaria control are designed and implemented. Targeted health education should be disseminated to the community to remove stigma and misconceptions associated with ITN.	October and December 2007
South-East Nigeria	Ukibe et al. (2014)	"Knowledge, Attitude and Practices of Pregnant Women concerning the use of Insecticide Treated Bed Nets (ITNs) in Anambra State, South- East Nigeria:	Health education and mass literacy campaign can reverse the poor attitudes and practices to ITNs USAGE among pregnant women	Cross sectional, descriptive study designed was used in this study and a structured questionnaire was self administered to 700 volunteer pregnant women aged 17-45 years
Ibadan, Nigeria	Aluko and Oluwat osin (2012)	"Utilization of insecticide treated nets during pregnancy among postpartum women in Ibadan, Nigeria: a cross-sectional study"	Evaluation of free distribution of ITNs is recommended. Integration of focused ANC and preconception care are advocated to promote early access to health information.	A cross-sectional survey was use and the study utilized a validated structured questionnaire for data collection.

Fonte: Dados do investigador, 2015

Lacunas identificadas na literatura acima referida (ref. 2.4)

A análise da literatura acima referida mostra que a atitude das mulheres grávidas em relação aos MTI tem merecido uma atenção satisfatória nos países em desenvolvimento; no entanto, parece não ter sido possível encontrar literatura sobre o assunto no Gana. No entanto, também se pode ver na literatura que a maioria dos estudos sobre MTI se encontra na Nigéria e no Quénia. A exploração deste tema num estudo realizado no Gana ajudará os leitores a compreender a atitude das mulheres ganesas grávidas em relação à utilização dos MTI numa perspetiva qualitativa.

A perceção da utilização de MTI entre as mulheres grávidas relativamente à utilização de MTI

Esta secção da revisão da literatura analisa a forma como as mulheres grávidas percepcionam os MTI:

por outras palavras, a sua perceção em relação aos MTI. Um estudo realizado por Obol et al. (2014) revelou que cerca de 97% das mulheres grávidas de um distrito pós-conflito no Norte do Uganda consideravam os MTI eficazes na prevenção das picadas de mosquitos que transmitem a malária; e 96% das que possuíam MTI estavam dispostas a continuar a usá-los. Além disso, um inquérito de base realizado por Okello-Ogojo (2001) revelou que, nas zonas urbanas do Uganda, 48,3% dos inquiridos consideravam que a utilização de mosquiteiros era a melhor forma de prevenir a malária, mas nas zonas rurais, a utilização de mosquiteiros só foi referida por 24,6% dos inquiridos.

No seu estudo, Okello-Ogojo (2001) verificou que 88,3% dos inquiridos consideravam que um mosquiteiro tratado com inseticida era muito importante para o seu agregado familiar, tendo Arua a percentagem mais elevada (99,4%). Um outro estudo realizado no Uganda concluiu que 97% dos inquiridos consideravam que os MTI eram eficazes na prevenção das picadas de mosquitos que transmitem a malária e 98% dos inquiridos afirmaram que era bom usar MTI (Obol et al., 2014). No entanto, no distrito de Mukono, no Uganda, a perceção da utilização dos MTI era de que os produtos químicos utilizados para os tratar têm efeitos perigosos para a gravidez e o feto (Mbonye, Neema, & Magnussen, 2006).

Utilização de MTI durante a gravidez

Esta secção também apresenta uma análise da literatura existente sobre a forma como as mulheres utilizam os MTI durante a gravidez. Os relatórios mostram que existe uma grande variação nas taxas de cobertura dos MTI na África Subsariana, mas a tendência geral mostrou melhorias tanto na posse como na utilização dos MTI entre as mulheres grávidas na última década (Eisele, 2009; Van Eijk, 2011). Além disso, Singh, Brown e Rogerson (2013) observaram que "ao longo da última década, foram obtidos ganhos significativos na implementação de medidas de prevenção da malária durante a gravidez na África Subsariana, incluindo a distribuição de mosquiteiros tratados com inseticida (MTI)". Os autores acrescentam que estas medidas demonstraram reduzir a incidência da malária e as suas consequências, como a anemia materna, os nados-mortos e a restrição do crescimento intrauterino. Por conseguinte, é importante que a utilização de MTI durante a gravidez seja revista.

Aluko e Oluwatosin (2012) observaram baixas taxas de utilização e cumprimento entre as mulheres grávidas em Ibadan e descobriram que 20,9% demonstraram uma atitude positiva em relação ao uso de MTI. Isto significa que a maioria das participantes não usava MTI. Em apoio às conclusões de Aluko e Oluwatosin (2012), Singh et al. (2013) e Brown et al (2013) analisaram a posse e a utilização de mosquiteiros tratados com inseticida durante a gravidez na África Subsariana e concluíram que a posse de MTI variava entre 3% e mais de 80%, e que os principais factores determinantes eram o nível de escolaridade, o conhecimento sobre a malária, o envolvimento da comunidade, o estatuto socioeconómico e a paridade, embora a importância de cada um deles variasse entre os diferentes contextos e estudos analisados. O estudo concluiu ainda que os motivos citados para não utilizar um MTI foram: disponibilidade, desconforto, problemas para pendurar os mosquiteiros e falta de espaço, pouca sensibilização e variações sazonais na utilização (Singh et al., 2013).

Além disso, Salaudeen, Jimoh e Musa (2009) descobriram que menos de um terço (27%) já tinha usado MTI durante a gravidez e apenas 19% o faziam atualmente, enquanto 23% dos inquiridos tinham um membro do seu agregado familiar que usava MTI. Ou seja, 73% dos inquiridos nunca tinham utilizado MTI. Mais uma vez, um estudo realizado por Awosan, Ibrahim, Alayande, Isah, Yunusa e Mahmud (2013) revelou que 27,6% usavam MTI (mas isto constitui 74,6% dos 67 inquiridos que possuem um MTI). Por outras palavras, a utilização de MTI era baixa, apesar de os inquiridos terem um elevado conhecimento do produto (Awosan et al., 2013).

No entanto, ao contrário do que foi dito acima, Adogu e Ijemba (2013) constataram que, entre as proprietárias de MTI, 73% das mulheres declararam dormir sempre sob o mosquiteiro durante todos os trimestres da gravidez, ou dormir sempre sob o mosquiteiro depois de o terem adquirido durante a gravidez. A Um estudo muito recente efectuado por Onyeneho, Idemili-Aronu, Okoye, Ugwu e Iremeka (2014) revelou que, no que diz respeito a dormir sob MTI, um maior número de mulheres com educação pós-secundária, bons conhecimentos sobre PIM e que viviam atualmente com um parceiro utilizaram MTI todas as noites durante a última gravidez. As pessoas com bons conhecimentos sobre as causas, efeitos e prevenção da malária durante a gravidez cumpriram mais

(23,7%) do que as que tinham poucos conhecimentos (17,0%). O quadro 2. 5 abaixo apresenta um resumo da utilização de MTI durante a gravidez e está organizado mostrando primeiro o país, seguido do(s) autor(es), o título da investigação e a respectiva contribuição/conclusão na área.

Tabela 2.5; Resumo da literatura sobre a utilização de MTI durante a gravidez

Country	Author	Title of research	Contribution / conclusion	Methodology
Nigeria	Aluko and Oluwatosin (2012)	"Utilization of insecticide treated nets during pregnancy among postpartum women in Ibadan, Nigeria: a cross-sectional study"	The, evaluation of free distribution of ITN is recommended. Integration of focused ANC and preconception care are advocated to promote early access to health information.	A cross-sectional survey was use and the study utilized a validated structured questionnaire for data collection.
Nigeria	Adogu and Ijemba (2013)	"Insecticide Treated Nets Possession and Utilization among Pregnant Women in Enugu Nigeria: A Descriptive Cross-sectional Study"	Government and other stakeholders should make ITN available and affordable to all pregnant women, while decisions about the nets should consider their shape, size, designs and colour	The study design was descriptive cross-sectional and it involved 290 ante natal clinics' attendees in three facilities selected by simple random sampling method and data collected using interviewer-administered questionnaires
Sub-Saharan Africa	Singh, Brown and Rogerson (2013)	"Ownership and use of insecticide-treated nets during pregnancy in sub-Saharan Africa: a review "	There is a need for context-specific approaches and educational components to be incorporated into ITN distribution programmes to address some of the reasons why some pregnant women do not use the ITN they own.	A comprehensive literature search was the method for the study. It used electronic databases such as Pubmed and CINAHL (2007– 2012), as well as scanning reference lists in October 2012. The searches were limited to the English language, and to studies published from 2007 onward.
Nigeria	Onyeneho, Idemili-Aronu, Okoye, Ugwu and Iremeka (2014)	"Compliance with intermittent presumptive treatment and insecticide treated nets use during pregnancy in Enugu State, Nigeria".	Efforts to increase compliance with recommended practices to prevent MIP should focus on providing health education to pregnant women and their partners, who reinforce what the women are told during antenatal care. More qualitative studies need to be conducted on	A cross-sectional study of 720 women who delivered within the six months preceding the survey in three local government areas in Enugu State was used and it used a structured questionnaire.

				this subject	
Nigeria	Awosan, Ibrahim, Alayande, Isah, Yunusa and Mahmud (2013)	"Prevalence and barriers to the use of insecticide treated nets among pregnant women attending an antenatal clinic at Specialist Hospital Sokoto, Nigeria"	Women empowerment (through education and employment) and monitoring of ITN distribution by the relevant government agencies were suggested as important interventions in improving availability, affordability and use of ITN.	The study used a cross sectional descriptive study and randomly selected 185 pregnant women attending an antenatal clinic (ANC) at Specialist Hospital Sokoto, in October, 2010. Data collection was done using a set of pretested, semi-structured questionnaires; descriptive statistics were used for analysis.
Nigeria	Salaudeen, Jimoh and Musa (2009)	"Awareness and use of Insecticide Treated Nets among women attending an ante-natal clinic in a northern state of Nigeria"	There is need to focus on creating demand for ITN through all available health information channels including social marketing	A descriptive cross sectional study was used for this study. Four hundred and fifty-five (455) pregnant women that consented to the study were interviewed during their ANC sessions using semi-structured questionnaires

Fonte: Dados do investigador, 2015

Lacunas identificadas na literatura acima referida (ref. 2.5)

A análise da literatura acima apresentada mostra um resumo da utilização de MTI durante a gravidez. Verifica-se que existe pouca literatura sobre este assunto no Gana. É evidente que a maioria dos estudos sobre MTIs são da Nigéria. Por conseguinte, a exploração deste tema ajudará os leitores a compreender a utilização dos MTI durante a gravidez numa perspetiva qualitativa.

Influência dos factores socioculturais nos MTI entre as mulheres grávidas

Esta secção apresenta uma análise da literatura relacionada com a influência dos factores socioculturais nos MTI entre as mulheres grávidas. Embora não se possa subestimar a influência das atitudes, crenças, normas e tradições socioculturais na aceitação e cumprimento das intervenções de cuidados de saúde, parece haver ambiguidade quanto ao que constitui estes termos, devido às variações culturais no contexto africano (Adogu & Ijemba, 2013). Um estudo realizado no distrito de Heping, no condado de Quiongzhong, uma zona montanhosa hiperendémica na China, concluiu que permanecer na montanha (em vez de regressar à aldeia à noite), utilizar um mosquiteiro e procurar um serviço médico eram três factores discriminantes que afectavam a transmissão e o controlo locais da malária (Cai et al., 1995).

No distrito de Kilifi, no Quénia, alguns inquiridos acreditam que a malária se propaga por outras vias, como as alterações climáticas (exposição a frio ou calor extremos), a humidade e a partilha de roupa de cama e utensílios (Njoroge et al., 2009). Tradicionalmente, outros inquiridos também disseram que cresceram sem dormir debaixo de uma rede mosquiteira ou que não viram os seus pais usá-las e que, como mulheres adultas, não estavam habituadas a elas. Verificou-se que dormem no chão e não na cama, especialmente durante as estações quentes, o que torna difícil a utilização de redes mosquiteiras. Utilizam ervas locais para controlar a malária (Njoroge et al., 2009). Uma questão sociocultural que emergiu do estudo queniano acima referido foi o facto de os participantes não estarem habituados a dormir debaixo de redes (Njoroge et al., 2009).

Por exemplo, na Nigéria, Adogu e Ijemba (2013) descobriram que as atitudes e crenças das pessoas da comunidade de Enugu eram factores que influenciavam a utilização de mosquiteiros tratados com inseticida (MTI) entre as mulheres grávidas. Nesse estudo, 18,5% e 15,2% dos inquiridos deram a sensação de "sufocação" e "calor", respetivamente, como razões para não utilizarem MTI, enquanto 49,5% dos inquiridos manifestaram preferência por MTI de cor branca (Adogu & Ijemba, 2013). Chukwuocha et al. (2010) observam que o baixo nível de utilização efectiva dos MTI por parte das mulheres que os tinham pode ser atribuído a factores socioeconómicos e culturais, tais como a falta de alojamento ou a inconveniência de pendurar o mosquiteiro. Ibrahim et al. (2014) constataram que os grupos étnicos e a religião não influenciaram a utilização de MTI. No distrito de Kolla Tembien, em Tigray, na Etiópia, Zewdneh et al. (2011) também concluíram que a colocação inadequada de mosquiteiros nas casas inquiridas contribuía para a fraca utilização de MTI entre as mulheres grávidas. Pode argumentar-se que, na Nigéria, a cor do MTI, a asfixia e o calor influenciam as atitudes e os comportamentos das mulheres grávidas relativamente à sua utilização (Adogu & Ijemba, 2013).

No Gana, foram encontrados dois estudos publicados durante uma pesquisa bibliográfica sobre o assunto (Agyapong & Manderson , 1994; Azabre et al., 2006). No entanto, estes estudos não indicavam a influência dos factores socioculturais nos MTI entre as mulheres grávidas. Centraram-se antes nas crenças socioculturais sobre a malária e na forma como a doença era tratada a nível local. Por exemplo, o estudo de Agyapong e Manderson (1994) mostrou que tanto a população rural como a urbana usavam "febre" "atridii" como termo dominante para a malária. Os inquiridos mencionaram várias causas de "febre", incluindo a exposição ao calor do sol ou do fogo, a ingestão de alimentos oleosos ou ricos em amido, mosquitos e ambientes pouco higiénicos (Agyapong & Manderson, 1994). Além disso, um estudo realizado nos distritos de Kassena-Nankana Este e Oeste revelou que alguns inquiridos bebiam ou usavam ervas locais (por exemplo, ervas da árvore Neem) para controlar a malária em vez de usarem redes mosquiteiras (Azabre et al., 2006). Também ofereciam sacrifícios aos deuses e antepassados para se protegerem da malária (Azabre et al., 2006). A Tabela 2.6 abaixo apresenta um resumo dos estudos sobre a influência dos factores socioculturais nos MTI entre as mulheres grávidas e está organizada mostrando primeiro o país, seguido do(s) autor(es), o título da investigação, a respectiva conclusão da contribuição na área e a metodologia utilizada.

Quadro 2.6: Resumo da literatura sobre a influência dos factores socioculturais nos MTI entre as mulheres grávidas

Country	Author	Title of research	Contribution / Conclusion	Methodology
China	Cai, et al., (1995)	"A study on human behavior and socioeconomic factors affecting malaria transmission and control in Qiongzhong, Hainan"	Carrying out health education,changing the stay in mountain behavior,increasing the utilization of mosquito nets and reinforcing that the primary health care should be taken as the fundamental measure for a malaria control programme.	The method use was comparative surveys. Gray relational analysis was used for the analysis
Kenya	Njoroge et al. (2009).	"Use of insecticide treated bed nets among	Before any malaria preventive intervention is	A descriptive cross-sectional study was

		pregnant women in Kilifi district, kenya"	implemented in an area, different socio-cultural factors must be considered when behavioural interventions for malaria control are designed and implemented. Targeted health education should be disseminated to the community to remove stigma and misconceptions associated with ITN. Community concerns and fears should be addressed.	used.
Nigeria	Adogu and Ijemba (2013)	"Insecticide Treated Nets Possession and Utilization among Pregnant Women in Enugu Nigeria: A Descriptive Cross-sectional study.	Government and other stakeholders should make ITN available and affordable to all pregnant women, while decisions about the nets should consider their shape, size, designs and colour.	The study design was descriptive cross-sectional and it involved 290 ante natal clinic attendees in three facilities selected by simple random sampling method and data collected using interviewer-administered questionnaires
Ghana	Agyapong and Manderson (1994)	"Mosquito avoidance and bed net use in the Greater Accra Region, Ghana".	The study indicated far higher bed net ownership and use in rural than urban areas.	Qualitative research and cross-sectional survey methods were used in a study
Ghana	Azabre et al. (2006).	"Malaria control strategies in the Kassena-Nankana East and West Districts of Ghana"	Malaria control programmes should seek to enhance environmental quality as well as control malaria parasites. The cost and treatment of insecticide treated nets must also be added to the National Health Insurance premium to make them more accessible to vulnerable groups.	The study used a questionnaire survey, in-depth interviews and focus group for the study

Fonte: Dados do investigador, 2015

Lacunas identificadas na literatura acima referida (ref. 2.6)

A literatura acima referida mostra que os estudos sobre a influência dos factores socioculturais no uso de MTI entre as mulheres grávidas têm sido devidamente considerados nos países em desenvolvimento, como o Quénia e a Nigéria. No entanto, a literatura mostra que, no que respeita ao Gana, não se investigou muito nesta área. Os poucos estudos disponíveis sobre factores socioculturais centraram-se separadamente na malária e na utilização de MTI. Por conseguinte, é importante explorar a perspetiva ganesa sobre a influência dos factores socioculturais na utilização de MTI entre as mulheres grávidas.

Contribuição do pessoal de saúde para a promoção dos MTI

Esta secção apresenta uma análise de estudos realizados sobre a contribuição do pessoal de saúde para a promoção de MTI. Um estudo realizado na província de Ratchaburi, na Tailândia, mostrou que a utilização de mosquiteiros impregnados estava significativamente relacionada com factores como os conhecimentos sobre a prevenção da malária, a perceção dos benefícios da utilização e a receção de informações sobre os mosquiteiros impregnados por parte dos trabalhadores da malária (Sri-aroon et al., 1998). Uma simples mensagem de promoção da saúde administrada por parteiras da aldeia aumentou a utilização de mosquiteiros para mais de 60% em aldeias experimentais no norte do Estado de Shan, Myanmar (Lin et al., 2000). Todos estes factos apontam para a importância de uma forte componente de educação/promoção da saúde nos programas de MTI por parte do pessoal de saúde onde os mosquiteiros são introduzidos pela primeira vez (Stewarta & Marchand, 2003). Os discursos locais e as ideias e comentários dos profissionais de saúde influenciaram as preocupações sobre as intervenções relativas à malária durante a gravidez (MiP) (Pell, Straus, Andrew, Menaca, & Pool, 2011). Assim, é necessário explorar a contribuição do pessoal de saúde para a promoção dos MTI na sua perspetiva no Hospital Geral de La.

Desafios enfrentados pelo pessoal de saúde na promoção da utilização de MTI

Esta secção apresenta a literatura analisada sobre os desafios enfrentados pelo pessoal de saúde na promoção dos MTI. Outro objetivo específico do estudo era descobrir os desafios encontrados pelos profissionais de saúde que educam as mulheres grávidas sobre a utilização de MTI. Chegou-se a este objetivo porque, na literatura, se verificou que, em países africanos como a Nigéria e o Uganda, a maioria dos inquiridos em dez (10) discussões de grupos de discussão realizadas, sublinhou que o custo dos MTI, seguido da sua indisponibilidade, eram obstáculos à sua utilização (Chukwuocha et al., 2010). Da mesma forma, mais de metade dos participantes em todas as dez (10) discussões de grupo de foco pensavam que os produtos químicos utilizados para tratar os mosquiteiros eram muito prejudiciais para adultos, crianças e mulheres grávidas. Este receio foi confirmado por informadores-chave que disseram que esta era uma perceção generalizada das mulheres em algumas comunidades (Chukwuocha et al., 2010).

Um estudo realizado no sudeste da Nigéria revelou que 56% dos inquiridos que possuíam redes recusavam-se a utilizá-las. (Ukibe et al., 2014). As razões para a recusa de utilização dos MTI foram as seguintes: calor excessivo, alojamento inadequado para pendurar os mosquiteiros, a casa estava armadilhada, os MTI não funcionam, os mosquiteiros provocam comichão, ouviram dizer que os MTI mataram alguém, não gostam dos MTI e não têm qualquer razão. O estudo conclui que, embora os conhecimentos das mulheres sobre os MTI fossem bons, as atitudes e práticas eram fracas (Ukibe et al., 2014). Outro estudo concluiu que os principais desafios à utilização e promoção dos MTI por parte dos profissionais de saúde eram: falta de convicção sobre os benefícios únicos dos MTI, conhecimentos inadequados e acesso deficiente aos mosquiteiros (lyaniwura, Ariba, & Runshewe-Abiodun, 2008). Por conseguinte, o investigador considerou necessário investigar os desafios encontrados pelos profissionais de saúde na educação das mulheres grávidas sobre a utilização de MTI no contexto do Gana.

CAPÍTULO TRÊS

METODOLOGIA

Introdução

Este capítulo apresenta a metodologia utilizada na recolha de dados empíricos para análise no estudo. Existem dez secções. A primeira secção é a conceção da investigação ou o tipo de estudo. A secção dois apresenta o local ou área de estudo e a secção três analisa o método de amostragem. Além disso, a secção quatro apresenta a população/participantes do estudo e a secção cinco analisa a determinação da dimensão da amostra. Além disso, a secção seis apresenta os critérios de inclusão e exclusão e a secção sete trata das técnicas/métodos e instrumentos de recolha de dados. A secção oito trata da análise dos dados e a secção nove apresenta o estudo-piloto. Por último, a secção dez apresenta as considerações éticas que orientaram o estudo.

Metodologia de investigação

Esta secção apresenta uma explicação da metodologia de investigação, da estratégia de investigação, da conceção da investigação e da justificação para a utilização do(s) método(s) escolhido(s). O estudo recorreu à investigação qualitativa (entrevistas), utilizando uma conceção fenomenológica. A escolha do método de investigação qualitativa é explicada a seguir.

Método de Investigação Qualitativa

Os investigadores distinguiram entre duas abordagens básicas para a realização de uma investigação: qualitativa e quantitativa (Engstrom & Salehi-Sangari, 2007). O método de investigação qualitativa, em oposição à investigação quantitativa, foi adotado para este estudo porque ajuda os investigadores qualitativos que estão interessados em compreender o significado que as pessoas construíram (Merriam, 2009). A investigação quantitativa preocupa-se principalmente com números, tem uma grande preocupação com a representatividade e utiliza métodos altamente estruturados para a recolha de dados (Hair et al., 2003). Tem-se argumentado que a investigação qualitativa revela a forma como as pessoas dão sentido ao seu mundo e às experiências que têm no mundo (Merriam, 2009). Por exemplo, Creswell (2007) observa que os investigadores que se dedicam a esta forma de investigação apoiam uma forma de encarar a investigação que privilegia um estilo indutivo, um enfoque no significado individual e a importância de interpretar a complexidade de uma situação (Creswell, 2007).

No entanto, a investigação qualitativa apresenta as seguintes deficiências: consome mais tempo, é necessário transcrever uma grande quantidade de dados; é mais difícil codificar os dados; e não é aplicável a contextos sociais muito dispersos (Onwuegbuzie & Collins, 2005). Os investigadores Onwuegbuzie e Collins (2005) argumentam que, em geral, apenas um estudo de caso com aplicabilidade limitada a outras situações fornecerá normalmente dados de nível nominal, que são difíceis de quantificar; e é difícil controlar a parcialidade do investigador (Onwuegbuzie & Collins, 2005). Apesar dos problemas enumerados, foi aplicado o método de investigação qualitativa, uma vez que o objetivo era descobrir e encontrar padrões ou teorias que ajudassem a explicar um fenómeno de interesse, neste caso, a utilização de MTI por mulheres grávidas para prevenir a malária (Onwuegbuzie & Collins, 2005). O método de investigação qualitativa era aplicável a este estudo, uma vez que se considera ser a melhor opção para ajudar a compreender um determinado fenómeno contemporâneo no seu contexto da vida real, utilizando múltiplas fontes de evidência (Robson, 2003; Silverman, 2006).

Estratégia de investigação

Uma estratégia de investigação permite ao investigador levar a cabo uma investigação sistemática de um fenómeno de interesse (Marshall & Rossman, 1999). As várias estratégias de investigação incluem: estudo de caso, inquérito e etnografia (Saunders et al., 2007). A estratégia utilizada depende do carácter das questões de investigação, da medida em que o investigador tem controlo sobre os acontecimentos comportamentais e do grau em que a atenção se centra nos acontecimentos contemporâneos. Por conseguinte, o estudo utilizou o estudo de caso como estratégia, como se explica a seguir.

Estudo de caso

A razão para a escolha de um estudo de caso foi a oportunidade de utilizar mosquiteiros tratados com inseticida (MTI) no controlo da malária entre as mulheres grávidas que frequentam uma clínica pré-natal no Hospital Geral de La e de compreender os conhecimentos, as atitudes e a perceção das mulheres grávidas em relação aos MTI no seu contexto social. Isto está de acordo com as observações de que o estudo de caso é uma oportunidade para recolher dados ricos sobre um fenómeno e o seu contexto, para procurar uma compreensão aprofundada da interação mútua entre um fenómeno e contextos organizacionais e sociais mais amplos, e para fornecer uma compreensão contextualizada da relação entre um investigador e os participantes de um estudo (Walsham, 1995; Myers, 2009).

Um dos mais proeminentes defensores da investigação de estudo de caso, Yin (2009: 14) define-a como "um inquérito empírico que investiga um fenómeno contemporâneo em profundidade e no seu contexto de vida real, especialmente quando as fronteiras entre o fenómeno e o contexto não são claramente evidentes". Saunders et al. (2007) confirmaram este facto quando afirmaram que a escolha da estratégia de investigação é orientada pelas questões e objectivos da investigação, pela extensão dos conhecimentos existentes, pela quantidade de tempo e outros recursos disponíveis e pela base filosófica do investigador. Os autores argumentaram ainda que a abordagem de estudo de caso é mais bem utilizada quando envolve a obtenção de um conhecimento rico de um fenómeno em termos de processos em curso e das questões contextuais envolvidas (Saunders et al., 2007).

Considerou-se que esta era a melhor opção porque ajudava a compreender um determinado fenómeno contemporâneo no seu contexto da vida real, utilizando múltiplas fontes de provas (Robson, 2002). Prevê-se que o fenómeno da utilização de redes mosquiteiras tratadas com inseticida (MTI) seja certamente influenciado pelos conhecimentos, atitudes, percepções e factores culturais das mulheres grávidas. Explicar este comportamento exige uma análise aprofundada das principais preocupações das mulheres grávidas. Para além de fornecer uma visão aprofundada do ponto de vista do pessoal de saúde, o método de estudo de caso deu a oportunidade de estudar intensamente cada resposta, de acordo com a afirmação de Cavaye (1996) de que: "Assim, foi utilizada a técnica de estudo de caso único em vez da abordagem de estudo de casos múltiplos (Silverman, 2006). Um estudo de caso único ajuda a estudar um caso na sua totalidade (holístico), ou seja, estuda unidades ou processos ou projectos dentro de um único caso. Assim, centra-se numa unidade de análise específica e é utilizado para obter uma compreensão aprofundada de uma determinada entidade ou acontecimento num momento específico (Willig, 2008).

Várias críticas têm sido apontadas contra a análise de estudo de caso único; as mais comuns são questões inter-relacionadas de rigor metodológico, subjetividade do investigador e validade externa (Maoz, 2002: 164-165). No que respeita ao rigor metodológico, o ponto de vista prototípico é o de Maoz (2002: pp 164-165), que sugere que "a utilização do estudo de caso absolve o autor de qualquer tipo de considerações metodológicas. Os estudos de caso tornaram-se, em muitos casos, um sinónimo de investigação livre, onde tudo vale". A ausência de procedimentos sistemáticos para a investigação de estudo de caso é tradicionalmente a maior preocupação devido a uma relativa ausência de diretrizes metodológicas (Yin, 2009).

A segunda crítica diz respeito à subjetividade do investigador (Maoz, 2002). Por outras palavras, a replicação do estudo torna-se muito difícil, se não impossível. A terceira crítica à análise do estudo de caso único é a questão da validade externa ou da generalização (Maoz, 2002). De acordo com King et al. (1994), "é sempre melhor ter mais observações como base da nossa generalização em toda a investigação em ciências sociais e em toda a previsão, é importante que sejamos tão explícitos quanto possível sobre o grau de incerteza que acompanha a nossa previsão" (p. 212). Esta é uma crítica inevitavelmente válida. A conceção da investigação ou o tipo de estudo é explicado a seguir.

Conceção da investigação / Tipo de estudo

O estudo recorreu à investigação qualitativa (entrevistas) utilizando um modelo fenomenológico. A escolha da fenomenologia é explicada a seguir.

Fenomenologia

A fenomenologia é uma conceção de estudo que se adequa a este estudo, uma vez que se centra na recolha de informações e percepções "profundas" através de uma abordagem indutiva (Lester, 1999). Por exemplo, Langdridge (2007) define a fenomenologia como uma disciplina que tem por objetivo centrar-se nas percepções que as pessoas têm do mundo em que vivem e no que este significa para elas: um enfoque na experiência vivida pelas pessoas. Esta abordagem foi adoptada porque o objetivo da abordagem fenomenológica é iluminar as percepções específicas de modo a identificar os fenómenos através da forma como são percebidos pelos actores numa situação (Lester, 1999). Além disso, esta abordagem foi aplicada porque a investigação fenomenológica gera uma grande quantidade de notas de entrevistas, gravações, anotações ou outros registos, que têm de ser analisados (Hycner, 1985). Além disso, a escolha do método fenomenológico visou, em particular, ajudar o investigador a trazer efetivamente à tona as experiências e percepções dos indivíduos a partir das suas próprias perspectivas (Stanley & Wise, 1993).

O desenho fenomenológico foi adotado porque proporcionou medidas diretas para compreender a utilização dos MTI no controlo da malária entre as mulheres grávidas. A ideia era compreender o conhecimento, a atitude e a perceção dos MTI na perspetiva das mulheres grávidas; e os contributos dos profissionais de saúde para a promoção e os desafios encontrados pelos profissionais de saúde na educação das mulheres grávidas para a utilização dos MTI. A escolha do desenho fenomenológico foi relevante para este estudo porque ajudou a recolher as percepções dos profissionais de saúde. Assim, o desenho fenomenológico permite medir variáveis subjectivas. Esta abordagem foi desejada porque permitiu ao investigador um maior espaço descritivo (Cooper & Schindler, 2006). Isto foi necessário para obter uma compreensão complexa e pormenorizada das questões, que só poderia ser estabelecida falando diretamente com as pessoas e compreendendo o contexto ou cenário em que estas coisas surgiram (Creswell, 2009). A justificação para a escolha do local de estudo é apresentada a seguir.

Local / Área de estudo

O estudo foi efectuado no Hospital Geral de La, no município de La Dade-Kotopon, na região da Grande Acra. A escolha do município de La, de entre todas as assembleias metropolitanas e sub-metropolitanas da região da Grande Acra, baseou-se no facto de fazer fronteira com: Ayawaso Sub-Metro a norte, Osu-Clottey Sub-Metro a leste, Ledzokkuku Municipality a oeste e Golfo da Guiné a sul (LaDMA, 2014).

Demografia e Geografia

O LaDMA foi selecionado porque tem uma população projectada de 224.215 habitantes (LaDMA, 2014). O município está dividido em 3 áreas, nomeadamente Tenashie, La South e La North. O Hospital da Polícia fica em Tenashie, enquanto a área militar 37 fica em La North. A população-alvo para as três áreas é: La North (40,2%), La South (38%) e Tenashie (21,8%) [(LaDMA,2014)]. A Tabela 3.1 mostra a distribuição da população no município.

Tabela 3.1; Distribuição da população (LaDMA): Ano 2014

Age Group	Percent of Pop (%)	La North	La South	Tenashie	Total
Children 0-11 months	4	3717	3514	2016	9247
Children 12-23 months	2.21	2054	1941	1114	5109
Children 24-59 months	6.33	5882	5560	3190	14632
Children 5-14 yrs	22.08	20519	19396	11127	51042
WIFA 15-49 yrs	30	27879	26353	15118	69350
Men 15-49 yrs	27	25091	23718	13606	62415
Men and Women 50-60yrs	4.58	4256	4023	2308	10587
Men and Women 60+	5	4646	4392	2520	11558
Total (%)	100	92929	87843	50394	231166
Expected pregnancy	4	3717	3514	2016	9247
0-15 yrs (M&F)	38.92	36168	34189	19613	89970

Fonte: (LaDMA, 2014)

O município tem dez zonas eleitorais. O Hospital Geral de La está situado na zona de Tenashie.

Instalações sanitárias

A escolha do Município de La Dade-Kotopon deveu-se também ao facto de este possuir um total de 16 instalações de saúde. Estas são: um hospital distrital, um hospital quase governamental, uma clínica quase governamental, duas maternidades privadas, um hospital privado, dez clínicas privadas e 3 zonas urbanas de planeamento e serviços de saúde de base comunitária (CHPS). O município também realiza 31 acções de sensibilização todas as semanas (LaDMA, 2014). De acordo com o relatório do Hospital Geral de La, em 2014 a malária foi a primeira entre as dez principais doenças transmissíveis diagnosticadas. Os casos confirmados de paludismo na gravidez são apresentados em no quadro 3.2 abaixo.

Table 3.2: Distribution of Cases of Malaria at La General Hospital: 2011-2014

Indicator	2011	2012	2013	2014
Malaria in pregnancy	278	187	143	143
Confirmed malaria in pregnancy	135 (48.56%)	52 (27.81%)	41 (28.67%)	22(15.38%)

Fonte: (LADMA, 2014)

O La General Hospital tem vários departamentos, incluindo o de Obstetrícia e Ginecologia e o de Urgências. Atualmente, o hospital tem uma capacidade ou complemento de 161 camas e um total de 336 funcionários. É um hospital de referência e um prestador de cuidados de saúde acreditado pelo National Health Insurance Scheme (NHfS). No que diz respeito ao número de efectivos no município, é indicado que há pelo menos dois enfermeiros de saúde comunitária a trabalhar sob a supervisão de um enfermeiro de saúde pública em todas as dezoito (18) unidades de saúde (LaDMA, 2014).

População do estudo / Participantes

Alguns investigadores explicam que a população, por vezes referida como o universo, é o total geral do que está a ser medido: pessoas, organizações, indústrias, empresas, departamentos e secções (Proctor, 2003). Outros investigadores indicam que a população na investigação pode ser referida como todos os membros do alvo, tal como definido pelos objectivos do estudo (Nwana, 2008). Por conseguinte, o investigador recrutou mulheres grávidas e enfermeiras da Clínica Ante-Natal do La General Hospital. A ANC do hospital atende aproximadamente 30 mulheres grávidas por dia. Oito das mulheres já tinham recebido e estavam a usar o MTI, duas tinham acabado de se apresentar na ANC e tinham recebido o seu MTI. Todas as dez mulheres entrevistadas tinham idades compreendidas entre os 8 e os 38 anos e provinham de diferentes origens étnicas e culturais. A maioria delas era jovem. Os seus níveis de escolaridade eram o ensino primário (4), o ensino secundário (4) e o ensino secundário (2). Todas elas eram casadas pelo costume e viviam com os seus maridos. As participantes pertenciam a profissões como a função pública, o sector privado, o comércio e uma era desempregada/ dona de casa. Este hospital foi selecionado devido à proximidade do investigador em termos de recolha de dados. O hospital definiu as questões da maternidade como uma prioridade e é um dos hospitais do Gana que dispõe de uma gama completa de serviços de maternidade e de outros serviços de saúde reprodutiva.

Método de amostragem

Foram aplicadas no estudo estratégias de amostragem intencional e de conveniência. Foi adotada a técnica de amostragem intencional para selecionar as grávidas e os enfermeiros para as entrevistas. Babbie (2004) indica que a amostragem intencional, também designada por amostragem criteriosa, se baseia no julgamento do investigador relativamente às caraterísticas da amostra representativa. Além disso, Brink (1996) explica que a amostragem intencional se baseia no julgamento do investigador relativamente a sujeitos e objectos que são representativos do fenómeno ou tópico em estudo, ou que são especialmente conhecedores da questão ou problema. Apesar do seu viés inerente, a amostragem intencional foi aplicada porque forneceu dados fiáveis e robustos e a sua força reside efetivamente no seu viés intencional (Bernard 2002, Lewis & Sheppard 2006).

Por outro lado, a amostragem por conveniência foi adotada para recrutar mulheres grávidas e enfermeiros que estavam disponíveis no momento do estudo e dispostos a participar (Creswell, 2009). Creswell (2009) explica que a amostragem de conveniência é também uma técnica de amostragem não probabilística em que os sujeitos são selecionados devido à sua acessibilidade e proximidade ao investigador. Ou seja, a amostragem de conveniência é muito fácil de efetuar, com poucas regras que regem a forma como a amostra deve ser recolhida (Creswell, 2009). Este investigador utilizou a técnica de amostragem por conveniência para chegar à população-alvo, que eram as mulheres grávidas e as enfermeiras da Clínica Pré-Natal do Hospital La General.

A crítica mais óbvia à amostragem de conveniência é o seu viés de amostragem e o facto de a amostra não ser representativa de toda a população (Creswell, 2009). Esta pode ser a maior desvantagem da utilização de uma amostra de conveniência, porque conduz a mais problemas e críticas (Creswell, 2007). No entanto, este investigador utilizou a amostragem de conveniência para fins simples, tais como testar ideias sobre os assuntos de interesse, uma vez que é a mais barata e mais simples: não requer uma lista da população e não requer quaisquer conhecimentos estatísticos (Creswell, 2007). Além disso, este procedimento de amostragem ajudou o investigador a recolher dados e informações úteis que não teriam sido possíveis utilizando técnicas de amostragem probabilística, que requerem um acesso mais formal a listas de populações (Creswell, 2007).

Determinação da dimensão da amostra

Uma vez que o estudo adoptou um método de investigação qualitativa, o princípio orientador da amostragem e da determinação da dimensão da amostra baseou-se na saturação dos dados (Polite & Beck, 2008). Polite e Beck (2008) indicam que a saturação é o ponto na recolha de dados em que os novos dados já não trazem informações adicionais às questões de investigação. Por este motivo, Charmaz (2006) sugere que os objectivos do estudo são os principais impulsionadores da conceção do projeto e, por conseguinte, da dimensão da amostra. O investigador sugere que um pequeno estudo com 'reivindicações modestas' pode atingir a saturação mais rapidamente do que um estudo que tem como objetivo descrever um processo que abrange várias disciplinas (Charmaz, 2006). Para um estudo fenomenológico, Creswell (1998) sugere uma dimensão de amostra entre cinco (5) e vinte e cinco (25).

Além disso, Morse (1994) sugere que, pelo menos, um tamanho de amostra de seis (6) é adequado para um estudo fenomenológico. Fraenkel e Wallen (2003) afirmam que não existe uma resposta clara sobre o que constitui um tamanho adequado ou suficiente para uma amostra. Estes autores sugerem que a melhor resposta é que uma amostra deve ser tão grande quanto o investigador possa obter com um gasto razoável de tempo e energia. Para resolver as ambiguidades associadas à escolha do tamanho da amostra para uma investigação qualitativa, este estudo utilizou as diretrizes fornecidas por Onwuegbuzie e Collins (2007) para determinar o tamanho da amostra para as mulheres grávidas e enfermeiros na enfermaria pré-natal do La General Hospital. Estas diretrizes estão descritas na tabela 3. 3 abaixo.

Table 3.3: Minimum Sample Size Recommended for Both Qualitative and Quantitative Study

Research Design/Method	Minimum Sample Size
Causal-Comparative	51 participants per group for one-tailed hypothesis
	64 participants per group for two-tailed hypothesis
Correlation	64 participants for one-tailed hypothesis
	82 participants for one-tailed hypothesis
Experiments	21 participants per group for one-tailed hypothesis
Case study	3-5 participants
Phenomenological	Less than or =10
Grounded theory	15-20
Ethnography	1 cultural group; 30-50 interviews
Human ethological	100 - 400 units of observation

Source: Onwuegbuzie and Collins (2007)

Seguindo esta orientação, o tamanho da amostra para este estudo variou entre oito (8) e vinte (20): 10 grávidas e três enfermeiras da Clínica Pré-Natal do Hospital Geral de La, com base na saturação (Polite & Beck, 2008). Por outras palavras, o tamanho total da amostra para o estudo foi de treze (13). Ou seja, apesar do facto de as amostras grandes serem mais convincentes, foi utilizada para o estudo uma amostra total de três (3) enfermeiras e dez (10) mulheres grávidas, como mostra a tabela 3.4 abaixo.

Quadro 3.4; Seleção da dimensão da amostra

Target Population	Sample Size	Technique Used
Pregnant women	10	Phenomenological
Nurses	3	Phenomenological

Fonte: Trabalho de campo do investigador, 2015

Critérios de inclusão

Os critérios de inclusão foram o facto de os participantes principais da investigação serem doentes pré-natais e enfermeiros da Clínica Pré-Natal. Tratava-se de enfermeiras e pacientes que conseguiam comunicar verbalmente em inglês, twi ou ga, sem qualquer problema de fala.

Critérios de exclusão

Os critérios de exclusão para este estudo incluíam pacientes não grávidas e mulheres grávidas demasiado fracas. Estes critérios ajudaram a selecionar para as entrevistas as mulheres que visitavam o serviço pré-natal e que se encontravam em diferentes fases da gravidez - primeiro trimestre (0-3 meses), segundo trimestre (3-6 meses) e terceiro trimestre (6-9 meses).

Técnicas / métodos e instrumentos de recolha de dados

Esta secção apresenta as técnicas ou métodos e instrumentos de recolha de dados utilizados para recolher dados primários. Foram aplicadas diferentes técnicas, incluindo entrevistas e análise documental, para recolher dados para análise. O trabalho de campo teve lugar em maio de 2015. A forma como as entrevistas foram efectuadas é explicada a seguir.

Entrevistas

A técnica de recolha de dados para este estudo consistiu principalmente em entrevistas a enfermeiras e a mulheres grávidas na Clínica Pré-Natal do Hospital Geral de La. Alguns investigadores explicam que a "entrevista" é uma troca verbal gerida (Gillham, 2000; Ritchie & Lewis, 2003). Por conseguinte, a eficácia das entrevistas depende em grande medida das competências de comunicação do entrevistador (Clough & Nutbrown, 2007). Alguns investigadores indicam que o objetivo das entrevistas é obter os pontos de vista individuais dos entrevistados (Flick, 2011). Por exemplo, Sofaer (2002) postula que as entrevistas têm sido utilizadas para identificar as melhores práticas encontradas nos planos de saúde e nos inquéritos e constituem uma excelente oportunidade para sondar e explorar questões.

O Grupo de Trabalho MERG da RBM sobre inquéritos aos agregados familiares recomendou um modelo para utilização, que ajuda os investigadores a recolher informações para medir a posse, suspensão e utilização de MTI. Inclui perguntas introdutórias, perguntas sobre o património do agregado familiar, perguntas sobre mosquiteiros e perguntas sobre conhecimentos, atitudes e práticas em matéria de malária (RBM, 2011; Bennett et al., 2012). Modificámos as perguntas sobre mosquiteiros e malária, utilizando entrevistas qualitativas em profundidade (Gillham, 2000).

Por conseguinte, o tipo de entrevista que este estudo aplicou para recolher os dados qualitativos foi o programa de entrevista semi-estruturada (Flick, 2011). Flick (2011) refere que se trata de um conjunto de perguntas abertas administradas através de comunicação oral ou verbal numa relação face a face entre o investigador e os inquiridos. O método foi eficiente para o investigador e ajudou a obter relatos face a face do estudo em questão (Flick, 2011).

Depois de obter o consentimento dos inquiridos, o investigador criou uma relação para dar início à entrevista. O investigador permitiu que os entrevistados se expressassem livremente e procurou obter mais informações. As entrevistas tiveram a duração aproximada de 15 minutos a uma hora para cada participante. As entrevistas tiveram lugar durante os dias de consulta pré-natal, numa sala de consulta da clínica pré-natal. As entrevistas foram realizadas no(s) momento(s) conveniente(s) para as entrevistadas: antes ou depois da consulta com o médico pré-natalista.

Foram recolhidos dados demográficos, como o género, a idade e a etnia. No entanto, não foram recolhidas informações de identificação dos inquiridos, como o nome, a morada, o número de telefone ou o endereço de correio eletrónico. Antes de a investigadora realizar cada entrevista, procedia da seguinte forma (Talbot, 1995:477):

1. Agradeceu ao participante o tempo e a disponibilidade para participar no estudo

2. Recordou ao participante o acordo

3. Explicou que a entrevista não era estruturada e que as perguntas de sondagem seriam determinadas pelas informações fornecidas pelo participante e

4. Pediu autorização para gravar a entrevista.

Todas as entrevistas foram gravadas em áudio com a autorização dos doentes. Depois de uma entrevista, o investigador reproduziu os dados gravados para garantir a clareza da voz e o esclarecimento de questões pouco claras que possam ter surgido. Para efeitos do presente estudo, a análise documental é explicada a seguir.

Revisão do documentário

Foi também aplicada a análise documental como método de recolha de dados. A análise documental é uma forma de recolher dados através da análise de documentos existentes (Center for Disease Control, 2009). A literatura relevante sobre o tema foi analisada em revistas e sítios Web. Além disso, foram analisados documentos de política do Serviço de Saúde do Gana e do Ministério da Saúde sobre o tema em análise. Estes documentos ajudaram a explorar os conceitos e a explicar as conclusões do estudo, fazendo referências e inferências (ver capítulos 1 e 2; e ver capítulos 5 e 6). Para efeitos do presente estudo, a análise dos dados é explicada a seguir.

Análise de dados

Esta secção explica como foram analisados os dados recolhidos. Alguns investigadores explicam que a análise de dados num projeto de investigação envolve o resumo da massa de dados recolhidos e a apresentação dos resultados de uma forma que comunique as caraterísticas mais importantes (Hancock, 2002). Hancock (2002) observa que os investigadores qualitativos se envolvem numa investigação naturalista,

estudar cenários do mundo real de forma indutiva para gerar descrições narrativas ricas e construir estudos de caso. É também explicado que a análise indutiva dos casos produz padrões e temas: o fruto da investigação qualitativa (Hancock, 2002).

Existem várias opções de análise qualitativa (Trochim, 1989; Hancock, 2002). No entanto, para um estudo fenomenológico, uma das técnicas mais desejáveis é a utilização de uma lógica de correspondência de padrões (Trochim, 1989). Trochim (2000) explica que a fiabilidade e o rigor da investigação qualitativa e da sua análise de dados são reforçados por um procedimento geral denominado lógica de correspondência de padrões: trata-se de uma estratégia para alinhar os dados com as propostas teóricas. Esta lógica, segundo Trochim (1989), compara um padrão baseado empiricamente com um padrão previsto ou com várias previsões alternativas. A ideia é que, se os padrões coincidirem, os resultados podem ajudar o estudo fenomenológico a reforçar a sua validade interna. Por outro lado, se o estudo de caso for um estudo explicativo, os padrões podem estar relacionados com as variáveis dependentes ou independentes do estudo (ou ambas). Se o estudo fenomenológico for descritivo, a correspondência de padrões continua a ser relevante, desde que o padrão previsto de variáveis específicas seja definido antes da recolha de dados (Trochim, 1989).

Yin (2009) também enfatiza o valor da correspondência de padrões, especialmente quando as proposições teóricas e os dados observacionais coincidem como previsto e não coincidem como previsto. De acordo com Yin (1994), o objetivo final da análise de dados é tratar as provas de forma justa, produzir conclusões analíticas convincentes e excluir interpretações alternativas. Noutro sentido, a análise de dados é vista como consistindo em três fluxos simultâneos de actividades: redução de dados, apresentação de dados e elaboração e verificação de conclusões (Miles & Huberman, 1994). Para efeitos do presente estudo, foi aplicada a análise de enquadramento, tal como se explica a seguir.

Análise do quadro

Neste estudo, o investigador analisou os dados das entrevistas utilizando as cinco (5) fases de análise de dados na abordagem de enquadramento sugerida pelos investigadores Pope, Ziebland e Mays (2002), tal como explicado abaixo.

Familiarização: A primeira fase é a familiarização, em que o investigador mergulha totalmente nos dados em bruto, ouvindo as gravações do trabalho de campo, lendo as transcrições e estudando as notas, a fim de enumerar as ideias-chave e realçar os temas recorrentes (Pope et al., 2000).

Identificação do quadro temático: A segunda fase é a identificação do quadro temático, em que o investigador identifica todas as questões-chave, conceitos e temas através dos quais os dados podem ser examinados e referenciados. O investigador pode fazê-lo recorrendo a questões e perguntas que derivam dos objectivos do estudo, bem como a questões levantadas pelos próprios inquiridos e a opiniões ou experiências que se repetem nos dados. No final, o investigador é capaz de fornecer um índice detalhado dos dados, que rotula os dados em partes manejáveis para posterior recuperação e exploração (Pope et al., 2000).

Indexação: A terceira fase é a indexação, em que o investigador aplica sistematicamente o quadro temático ou o índice a todos os dados sob forma textual, anotando as transcrições com códigos numéricos do índice. Isto é frequentemente apoiado por descritores de texto curtos para elaborar o título do índice. Uma única passagem de texto pode muitas vezes abranger um grande número de temas diferentes, cada um dos quais tem de ser registado, normalmente na margem da transcrição (Pope et al., 2000).

Elaboração de gráficos: A quarta fase consiste em o investigador reorganizar os dados de acordo com a parte apropriada do quadro temático a que se referem, para formar gráficos. Por exemplo, é provável que haja um gráfico para cada área temática chave ou tema com entradas para vários inquiridos. Ao contrário dos métodos simples de cortar e colar que agrupam texto literal, os gráficos contêm resumos destilados de pontos de vista e experiências (Pope et al., 2000).

Mapeamento e interpretação: A quinta fase é o mapeamento e a interpretação, em que o investigador utiliza gráficos para definir conceitos, mapear o alcance e a natureza dos fenómenos, criar tipologias e encontrar associações entre temas com vista a fornecer explicações para os resultados. O processo de mapeamento e interpretação é influenciado pelos objectivos originais da investigação, bem como pelos temas que emergiram dos dados (Pope et al., 2000).

O investigador analisou os dados aplicando as estratégias acima descritas. A aplicação destas cinco fases de análise ajudou o investigador a classificar os temas emergentes dos dados das entrevistas, de modo a assegurar uma análise subsequente. Assim, as entrevistas foram transcritas na íntegra e depois comparadas com os dados gravados em áudio para detetar qualquer deturpação. As entrevistas transcritas serviram como fonte primária de dados para análise. Após a transcrição dos dados, o investigador etiquetou ou codificou cada item de informação recolhido, de modo a que as diferenças e semelhanças entre todos os diferentes itens pudessem ser reconhecidas, para que todos os itens de dados de uma entrevista pudessem ser comparados com os dados recolhidos de outros entrevistados e com as propostas teóricas. As entrevistas foram analisadas com recurso à aplicação informática Nvivo.

Estudo-piloto

O guião da entrevista foi pré-testado através de entrevistas a três grávidas no Hospital Legon, em Accra. O investigador certificou-se de que as inquiridas tinham caraterísticas semelhantes às das inquiridas do estudo principal no La General Hospital. O estudo-piloto foi um ensaio dos instrumentos deste estudo: para garantir que estavam a funcionar corretamente. O estudo-piloto foi utilizado para garantir a clareza, o conteúdo e a extensão (Polit & Hungler, 1999). Isto deu ao investigador a oportunidade de detetar os lapsos nos guias de entrevista para melhorar as competências de entrevista do investigador.

Considerações éticas

Foi pedida autorização ética ao Comité de Revisão Ética da Divisão de Investigação e Desenvolvimento do Serviço de Saúde do Gana (GHS), em Accra. Foi também pedida a aprovação da direção do La General Hospital para utilizar a Clínica Pré-Natal para o estudo. Ou seja, foi obtida uma carta de apresentação da Escola de Saúde Pública, Faculdade de Ciências da Saúde, Universidade do Gana, para a direção do La General Hospital, a fim de obter autorização para recolher dados junto das mulheres grávidas que frequentam os cuidados pré-natais e das enfermeiras da Clínica Pré-Natal. Em segundo lugar, o investigador foi apresentado às grávidas pela enfermeira consultora. O investigador interagiu com as grávidas para discutir a possibilidade de participarem na entrevista.

Além disso, o investigador fez uma auto-apresentação, explicou o objetivo do estudo, confirmou a confidencialidade e o anonimato do entrevistado e informou os participantes do seu direito de rejeitar ou desistir de participar no estudo. Para além disso, outras considerações éticas que foram observadas nesta investigação foram:

1. O investigador solicitou o consentimento de todos os inquiridos, pedindo-lhes que preenchessem um formulário de consentimento que permitia que os participantes fizessem parte do estudo voluntariamente (ver anexo C para o formulário de consentimento do

participante).

2. O investigador reconheceu todas as fontes de conhecimento para evitar qualquer forma de plágio.

3. Anonimato e confidencialidade: O investigador manteve as informações dos inquiridos tão confidenciais quanto possível.

Foram também explicados aos participantes os seguintes processos.

Aprovação da área de estudo

O estudo foi efectuado no La General Hospital de Accra. O investigador estabeleceu um contacto informal com a direção do hospital, seguido de uma carta de apresentação do Chefe do Departamento de Política, Planeamento e Gestão da Saúde, Escola de Saúde Pública. Além disso, foi levada uma cópia da Autorização Ética do GHS para mostrar à direção do hospital.

Descrição dos sujeitos envolvidos no estudo

Os participantes na investigação incluíam enfermeiros que trabalhavam na clínica, bem como mulheres grávidas que frequentavam a clínica pré-natal do La General Hospital, em Accra.

Potenciais riscos e benefícios

A participação neste estudo não envolveu qualquer risco ou custo para os participantes. No entanto, as informações fornecidas pelos participantes permitiram ao investigador obter conhecimentos sobre a utilização de MTI entre as mulheres grávidas como uma intervenção para prevenir a malária entre estas mulheres. A informação fornecida beneficiaria os participantes de muitas formas, uma vez que criaria a necessidade de os decisores políticos prestarem atenção à prevenção da malária no país.

Armazenamento e utilização de dados

Os dados foram guardados e armazenados em dispositivos de armazenamento adequados, como CDs e pen drives, para garantir uma referência futura. Os dados serão conservados por um período não superior a cinco anos.

Privacidade

Para garantir a privacidade dos participantes, os seus nomes não foram mencionados no relatório, uma vez que são utilizados os códigos PW1 a PW10 e N1 a N3 (ver quadro 4.1). Todas as informações fornecidas pelos participantes foram mantidas confidenciais entre o investigador e os participantes.

Descrição do processo de consentimento

Os participantes foram contactados para obter o seu consentimento antes do seu envolvimento no estudo. Assim, a participação no estudo foi voluntária e qualquer decisão dos inquiridos de não participar não afectou a relação entre o investigador e o(s) participante(s).

Retirada voluntária

Os participantes podiam decidir deixar de participar no estudo em qualquer altura ou decidir não responder a determinadas perguntas. No caso de um participante se retirar do estudo, todos os dados criados em resultado da sua participação foram apagados.

Compensação

A participação no estudo não foi objeto de qualquer compensação.

Declaração de Conflito de Interesses

O investigador declara que não existe qualquer conflito de interesses a revelar relativamente a este estudo.

Resumo do capítulo

O capítulo apresentou os métodos aplicados para recolher dados primários para o estudo no La General Hospital, em Accra. Foi demonstrado que os métodos de investigação aplicados eram adequados em relação aos objectivos do estudo. O capítulo seguinte apresenta a análise do caso.

CAPÍTULO QUATRO

ANÁLISE DE CASOS

Introdução

Este capítulo apresenta a análise dos dados obtidos no estudo de campo realizado em maio de 2015, em relação aos objectivos e às questões de investigação, utilizando a conceção e a estratégia de investigação indicadas no capítulo três. As conclusões são apresentadas em cinco grandes áreas temáticas com subtemas em cada uma delas. Este capítulo é composto por oito secções. A primeira secção apresenta uma panorâmica das caraterísticas demográficas dos inquiridos. A segunda secção apresenta uma visão geral dos conhecimentos sobre os MTI entre as mulheres grávidas que frequentam os CPN. A secção três apresenta a atitude em relação aos MTI entre as mulheres grávidas que frequentam os CPN. A secção quatro apresenta a perceção dos MTI entre as mulheres grávidas que frequentam os CPN. A secção 5 apresenta a influência dos factores socioculturais na utilização dos MTI pelas mulheres grávidas que frequentam os CPN. A secção 6 apresenta a contribuição do pessoal de saúde para a promoção dos MTI entre as mulheres grávidas que frequentam os CPN. A secção sete apresenta uma análise dos desafios que o pessoal de saúde enfrenta na promoção dos MTI entre as mulheres grávidas que frequentam os CPN. A secção oito apresenta o resumo do capítulo.

Informações demográficas dos participantes

A informação demográfica dos participantes entrevistados nas unidades de saúde visitadas é apresentada no quadro 4.1 abaixo.

Tabela 4.1: Informações demográficas dos participantes

Participant / Code	Age (yrs)	Educational Background
Pregnant W1	18	Primary
Pregnant W2	27	JHS
Pregnant W3	25	Primary
Pregnant W4	38	Primary
Pregnant W5	31	JHS
Pregnant W6	21	JHS
Pregnant W7	24	Primary
Pregnant W8	25	Secondary
Pregnant W9	27	JHS
Pregnant W10	32	Secondary
Nurse 1	27	Tertiary
Nurse 2	35	Tertiary
Nurse 3	28	Tertiary
Total 13		

Fonte: Trabalho de campo do investigador, 2015

Todas as dez mulheres grávidas entrevistadas tinham idades compreendidas entre os 18 e os 38 anos. Por outro lado, os três profissionais de saúde tinham idades compreendidas entre os 27 e os 35 anos. Isto mostra, no entanto, que a maioria dos inquiridos era jovem. O nível de escolaridade dos entrevistados enquadrava-se em quatro categorias diferentes. Eram elas o ensino primário, o ensino secundário (JHS), o ensino secundário (SHS) e o ensino superior.

Conhecimento dos MTI entre as mulheres grávidas que frequentam os CPN

Esta secção apresenta a análise dos resultados relativos aos conhecimentos das mulheres grávidas sobre os MTI. O conhecimento dos MTI resultaria automaticamente na sua utilização final. As grávidas entrevistadas demonstraram os seus conhecimentos sobre os MTI de diversas formas, como se explica a seguir.

Prevenção da picada de mosquito e da malária

Alguns participantes explicaram que os MTI evitam que as mulheres grávidas apanhem malária. Uma entrevistada disse: *"...os MTI protegem-nos de apanhar malária..."* [PW -1]

Em segundo lugar, outra área de conhecimento demonstrada entre as mulheres grávidas foi o facto de os MTI as protegerem das picadas de mosquito. Uma entrevistada explicou que:

> *"... o que eu sei sobre a rede é que, quando se está grávida, é preciso usá-la para que os mosquitos não nos piquem e apanhemos malária."* [PW- 4]

Outros participantes expressaram o facto de os MTI ajudarem a controlar a malária:

"É bom para controlar a malária e dão-no a nós para nos controlarmos dos mosquitos". [PW- 3]

Outros participantes também indicaram que os MTI impedem que os seus bebés no ventre materno apanhem malária:

> *"Os MTI protegem-nos a nós e ao bebé dentro do útero contra a malária. Se soubermos usá-lo bem, é muito útil. "* [PW- 2]

> *"Se apanhar malária, isso vai afetar o bebé no útero. "* [PW- 4]

Para confirmar o seu conhecimento mais profundo sobre os MTI, o entrevistador perguntou aos participantes como é que os MTI podiam ajudar a prevenir a malária. Pendurar ou fixar o mosquiteiro à volta da cama e dormir debaixo dele foi uma das formas que os inquiridos indicaram para usar o MTI para prevenir e proteger das picadas de mosquito e da malária:

> *"Pendurando a rede ou fixando a rede à volta da cama e dormindo debaixo da rede, protege-se da picada do mosquito para prevenir a malária... "* [PW-4]

No entanto, duas das mulheres grávidas não tinham qualquer conhecimento sobre os MTI. Os seus conhecimentos limitados baseavam-se numa perceção negativa que emanava da sua comunidade. Por exemplo, indicaram que havia uma perceção negativa de que os MTI podiam causar comichão/prurido no corpo:

"Não fui instruído sobre o uso de MTI e nunca usei um, mas ouvi as pessoas dizerem que quando dormem dentro de casa sentem comichão no corpo" [PW- 6]

A conclusão geral, tal como explicada acima, mostra uma demonstração impecável do conhecimento sobre os MTI entre as mulheres grávidas que frequentam os CPN. A partir das respostas acima, pode ver-se que, à exceção de uma mulher grávida, todas as inquiridas deram uma resposta impressionante à pergunta e mostraram que os MTI protegem contra as picadas de mosquito e controlam a malária. Para elas, prevenir a malária quando se usa o MTI significa evitar que o bebé no útero contraia malária. De facto, os participantes mostraram realmente saber como utilizar os mosquiteiros nas suas respectivas casas. Analisando criticamente as respostas, é evidente que o pessoal de saúde - enfermeiros - está a dar a formação necessária sobre a utilização dos MTI e a sua importância.

Atitudes em relação aos MTIs entre as mulheres grávidas

Esta secção apresenta a análise dos resultados no que respeita à atitude das mulheres grávidas em relação aos MTI. A mudança do comportamento habitual das mulheres em relação aos MTI pode ser influenciada por outros, por exemplo, os seus parceiros/maridos. Assim, este aspeto da entrevista explorou as atitudes positivas e negativas relativamente à utilização de MTI entre as mulheres grávidas que frequentam os CPN no Hospital Geral de La. As respostas apresentadas abaixo estão agrupadas em conformidade.

Atitude positiva em relação aos MTIs entre as mulheres grávidas

Relativamente à atitude positiva, as participantes expressaram o facto de que é bom usar o MTI, uma vez que lhes dá paz de espírito. Como algumas delas indicaram, a MTI serve de substituto, evitando as picadas de mosquito na ausência dos maridos. Por outras palavras, na presença dos maridos, não são picadas pelos mosquitos. Algumas entrevistadas esclareceram melhor esta afirmação:

"...o MTI é bom para mim... Quando estou com o meu marido e os mosquitos me picam, não sinto nada. Por isso, se não dormir com o MTI e os mosquitos me picarem, apanho malária." [PW- 2]

Este facto decorre da ideia que algumas pessoas da sociedade ganesa, ostensivamente masculina, têm de que o homem é o chefe espiritual da família. Crucialmente, a decisão de uma mulher de aceder a uma determinada intervenção de saúde nas comunidades depende, em grande medida, do consentimento e do apoio financeiro do marido. Os parceiros/maridos fornecem fundos às mulheres que estão desempregadas para que possam deslocar-se de e para as unidades de saúde:

"Da mesma forma que o meu marido dá dinheiro para o transporte de e para a unidade sanitária, ele teria de comprar o MTI se este não fosse gratuito no ANC." [PW-10].

Outra atitude positiva expressa por estas mulheres grávidas foi o facto de os MTI lhes darem paz de espírito porque dormir debaixo de um MTI evita as picadas de mosquito e a malária:

"É muito bom, quando o utilizamos ficamos tranquilos". [PW - 4]

Os resultados também mostraram que a atitude positiva em relação aos MTI se baseou no facto de serem bons porque os enfermeiros o dizem. De um modo geral, as respostas demonstram que a maioria das grávidas tem uma atitude positiva em relação aos MTI.

Atitude negativa em relação ao uso de MTI entre as mulheres grávidas

A faceta negativa da atitude revelou que as participantes sentem calor ao dormir sob o MTI. Por outras palavras, as mulheres grávidas mostraram uma atitude negativa em relação aos MTI e afirmaram que estes geram calor e que dormir sob os MTI é muito desconfortável. Uma entrevistada referiu

"... sinto-me desconfortável quando o uso ..." [PW-8]

"...É muito quente e quente para o usar..." [PW- 9]

A análise revelou que a atitude negativa em relação ao uso de MTI resulta das condições meteorológicas frias ou húmidas que prevalecem na altura da gravidez da mulher neste país tropical. Por exemplo, usar um MTI num quarto pouco ventilado durante o período de elevada humidade, quando o ciclo de temperaturas se situa entre os 25°C e os 40°C, pode ser muito desconfortável para qualquer mulher grávida.

Perceção das mulheres grávidas sobre os MTI

Esta secção da análise permitiu obter dos inquiridos a sua perceção dos MTI. As respostas que se seguem foram agrupadas em percepções positivas e negativas. Estas percepções podem influenciar qualquer mulher grávida antes de ir ao CPN.

Perceção positiva dos MTI entre as mulheres grávidas

A perceção dos MTI varia de pessoa para pessoa. No entanto, os resultados destes dados mostraram que as mulheres grávidas que frequentam os CPN consideram que os MTI são bons para prevenir as picadas de mosquito e a malária e que se sentem melhor quando dormem debaixo do mosquiteiro. Uma entrevistada afirmou

"Se dormir debaixo dele, sinto-me melhor... " [PW- 3]

A opinião de outros participantes foi que os MTI são confortáveis e que dormir debaixo deles não afecta a gravidez, mas ajuda a prevenir a malária. De facto, uma mulher grávida disse

". Quando comecei a dormir dentro de casa, não apanhei malária e sinto-me confortável", ao contrário do que as pessoas pensam e do que ouvi anteriormente.

A perceção de outros entrevistados foi a de que os produtos químicos aplicados no tratamento dos MTI não afectam a gravidez quando utilizados. Em suma, a perceção que se tem sobre os MTI é que:

"Sinto-me mais confortável e os produtos químicos não afectam a gravidez. " [PW- 2]

Isto mostra que os participantes tinham algumas percepções positivas dos MTI, uma vez que tinham experimentado pessoalmente os efeitos positivos da sua utilização. No entanto, havia algumas ideias erradas sobre os MTI, como se explica a seguir.

Perceção negativa dos MTI entre as mulheres grávidas

Algumas mulheres grávidas manifestaram sentimentos negativos em relação aos MTI, afirmando que estes geram muito calor quando dormem debaixo deles. Isto também se baseia no facto de alguns membros da comunidade se terem queixado de que sentiam calor quando dormiam debaixo do mosquiteiro:

"Sinto-me quente quando durmo debaixo dele, mas não afecta a minha gravidez [PW- 9]

Mais uma vez, outros disseram que é desconfortável dormir sob um MTI. Por outras palavras, é demasiado desconfortável dormir debaixo de um MTI. Assim, as mulheres grávidas entrevistadas afirmaram que os MTI são muito desconfortáveis de usar:

*"Sinto-me desconfortável quando o utilizo. "*PW- 1]

Por outro lado, numa pergunta de seguimento, foi pedido às mulheres grávidas que dissessem como é que os membros da comunidade percepcionam os MTI e as respostas mostraram que os membros da comunidade consideram que os MTI causam comichão/coceira no corpo e que são desconfortáveis de usar durante a gravidez:

"Os membros da comunidade consideram que os MTI causam comichão no corpo e são

*desconfortáveis de usar durante a gravidez. "*PW- 10]

Além disso, de acordo com as mulheres grávidas, os membros da comunidade têm a perceção de que os produtos químicos utilizados nas redes são maus, o que afectaria a gravidez e acabaria por provocar o aborto. Uma entrevistada relatou que:

"Percebe que os produtos químicos utilizados nas redes afectarão a gravidez, provocando o aborto. " [PW- 2]

Apesar de todas as percepções positivas e negativas expressas, houve alguns outros participantes que não tinham qualquer perceção dos MTI. De facto, indicaram que nunca tinham tido qualquer perceção da sua utilização e, uma vez que são os enfermeiros que partilham os mosquiteiros, esperavam certamente ser informados sobre a sua utilização:

"Os enfermeiros partilham os mosquiteiros no pré-natal, por isso também nos ensinam a

usá-los e, por isso, não tenho qualquer perceção sobre a utilização *dos MTI."*[PW- 6]

Em termos gerais, as opiniões negativas tinham o potencial de influenciar psicologicamente as percepções das mulheres se estas não frequentassem regularmente os CPN.

Assim, de acordo com a análise acima efectuada, foram expressas percepções positivas e negativas em relação aos MTI. No entanto, parece que a maioria das participantes expressou mais opiniões negativas do que as que expressaram opiniões positivas. As reacções dos inquiridos revelaram percepções variadas sobre os MTI, criadas pelas comunidades de onde provinham as mulheres grávidas, e que eram mantidas pelas mulheres grávidas que frequentavam os CPN. Entre algumas das percepções conhecidas dos membros das comunidades que relataram, contavam-se as seguintes: os MTI são desconfortáveis quando se dorme debaixo deles, geram calor, provocam comichão no corpo, os produtos químicos utilizados nos mosquiteiros afectam a gravidez, o que resulta em aborto, e é preciso secar o mosquiteiro antes de o utilizar, caso contrário, fica quente dentro dele. Outros disseram que não têm conhecimento de qualquer perceção conhecida sobre os MTI entre os membros da comunidade em que vivem.

A influência dos factores socioculturais na utilização de MTI

Na revisão da literatura, foram assinalados alguns casos de questões sociais e culturais que afectam a utilização de MTI entre pessoas de diferentes países. Por conseguinte, este estudo procurou, como um dos seus objectivos, explorar a influência dos factores socioculturais nos MTI e na sua utilização entre as mulheres grávidas que frequentam os CPN no Hospital Geral de La. As suas respostas são as seguintes.

Influência da etnia ou religião no ITN

Foi efectuada uma análise para descobrir as implicações da etnia e da religião na utilização dos MTI entre as mulheres. No entanto, a maioria delas informou os investigadores de que estes factores não influenciavam a sua aceitação e utilização de MTI. Uma mulher grávida disse

"...não penso que se for um Ewe, um Ga, um muçulmano ou um cristão, isso irá afetar a utilização da rede." [PW- 9]

Especificamente, os participantes indicaram que a etnia e a religião estavam longe de influenciar a sua utilização de MTI, uma vez que não existia qualquer tabu associado à mesma.

Tamanho da sala

Analisámos a forma como a conceção arquitetónica das casas, enquanto entidades sociais, pode afetar a fixação e a utilização dos MTI. Uma participante indicou como problema social o tamanho da divisão que utiliza. Segundo ela, o quarto é demasiado pequeno e não consegue encontrar espaço suficiente para pendurar o mosquiteiro de modo a proteger-se dos mosquitos:

> *". No sítio onde fico, o quarto é muito pequeno, por isso não posso pendurar a rede para evitar que os mosquitos me piquem, por isso uso um mosquiteiro antes de dormir em vez da rede. "PW- 6]*

Este comentário foi feito por uma mulher de 18 anos que tinha acabado de engravidar pela primeira vez. Isto revelou como as circunstâncias económicas podem influenciar a utilização de MTI na comunidade.

Normas e tradições culturais sobre os MTI na comunidade

Explorámos a forma como as perspectivas da comunidade em relação à cultura e às tradições poderiam influenciar a utilização de MTI por parte das mulheres grávidas.

Estas opiniões foram procuradas através das mulheres grávidas que frequentam o ANC, porque vivem na comunidade e podem ter ouvido as pessoas a discutir os MTI no que respeita a tradições e questões culturais. Assim, as suas respostas são as seguintes:

Queima de ervas para controlar as picadas de mosquitos

A queima de ervas para controlar os mosquitos foi uma das culturas e tradições identificadas. De acordo com eles, a queima de ervas, cascas de laranja e palha de palmeira seca é uma prática que existe há anos entre as pessoas da comunidade. A crença é que o cheiro das ervas afasta os mosquitos:

> *".algumas pessoas não gostam de usar a rede para controlar a malária, mas sim queimar certas ervas para evitar que os mosquitos as piquem e apanhem malária, mas acho que é em vão porque quando o cheiro das ervas desaparece, os mosquitos voltam e picam-nos".*
>
> [PW- 5]

De acordo com estas mulheres grávidas, outras pessoas também utilizam as ervas para controlar a malária, fervendo-as e bebendo-as intermitentemente:

> *"Algumas pessoas usam ervas para controlar a malária, fervendo-as e bebendo-as todos os dias."* [PW 2]

Foi difícil determinar se as pessoas que usam essas ervas incluíam mulheres grávidas que tinham visitado um centro de saúde e a quem tinham sido dados mosquiteiros gratuitamente. No entanto, a implicação é que tais práticas tinham o potencial de influenciar as mulheres que ainda não tinham visitado um centro de saúde. Embora houvesse uma falta de conhecimento sobre a questão no que diz respeito ao que sabem, os participantes disseram que as pessoas usam cascas de laranja e palha de palmeira para controlar a malária. Ou seja, a utilização de ervas para controlar a picada dos mosquitos é uma das práticas das comunidades.

O contributo do pessoal de saúde para a promoção da utilização de MTI entre as mulheres grávidas

Esta secção apresenta a análise dos dados das entrevistas relacionados com a forma como os profissionais de saúde estavam a desenvolver estratégias para promover a utilização de MTI entre as mulheres grávidas que frequentavam os CPN. Apresentam-se de seguida excertos dos subtemas sobre os papéis do pessoal de saúde que emergiram das entrevistas.

Educação sobre a importância dos MTI

A análise revelou que o pessoal de saúde estava a envidar enormes esforços e a contribuir para a educação das mulheres grávidas sobre a importância dos MTI para a sua saúde durante e após a gravidez. Assim, o pessoal de saúde que prestava a formação necessária às mulheres grávidas que visitavam a unidade de cuidados pré-natais pela primeira vez. Foi explicado o processo de registo:

> *"Para as mulheres grávidas que se registam pela primeira vez, são-lhes imediatamente prestados serviços. Damos-lhes os mosquiteiros e ensinamos-lhes como utilizá-los e a importância de os utilizarem, pois, sendo elas mulheres grávidas, é importante que utilizem os mosquiteiros para se protegerem a si próprias e também ao bebé no ventre de uialar/a."* [I- 1]

O que acontece é que, todas as manhãs, o pessoal de saúde dá palestras sobre vários temas, incluindo a importância dos MTI e a forma como as mulheres grávidas podem cuidar de si próprias e dos bebés no seu ventre:

> *"Aqui na pré-natal, todas as manhãs, damos palestras sobre saúde sobre diferentes temas e, mesmo esta manhã, demos palestras sobre saúde. os cuidados a ter com elas e com o bebé no útero..."*[N- 1]

Por outras palavras, a educação sobre a utilização de MTI faz parte de um pacote mais vasto dado às mulheres grávidas que frequentam os CPN.

Distribuição de MTI às mulheres grávidas

Os profissionais de saúde explicaram que, quando os mosquiteiros são distribuídos às grávidas, é feito um acompanhamento com formação sobre como os fixar ou pendurar. O pessoal de saúde indicou que faz estas demonstrações porque existem dois tipos diferentes de MTI. Há um com argolas e outro sem argolas. O que tem argolas deve ser fixado no sítio certo e o que não tem argolas, nos quatro cantos da cama, como indicado:

> *". Quando lhes damos os MTI, demonstramos-lhes como os utilizar. "* [N- 1]

Foi revelado que, por vezes, o pessoal de saúde vai ter com as mulheres grávidas para saber se têm os mosquiteiros em casa, como parte das estratégias de controlo da utilização dos MTI:

> *"Os enfermeiros ensinam-lhes a importância da utilização dos mosquiteiros na prevenção da malária e do aborto do feto."* [N- 2]

Para além de distribuírem os mosquiteiros às mulheres grávidas, os profissionais de saúde educam-nas sobre a importância da sua utilização para prevenir a malária e o aborto do feto.

Educação comunitária porta a porta sobre a utilização dos MTI

A análise revelou que existem Enfermeiros de Saúde Comunitária (CHNs) que são designados para efetuar educação sanitária sobre MTIs nas comunidades. Através desta estratégia de porta a porta, conseguem distribuir os mosquiteiros às mulheres grávidas que eventualmente não os possuam e averiguar se os proprietários os utilizam ou não. Estes CHNs preparam relatórios para o pessoal de saúde sobre os seus progressos:

> *Temos enfermeiras de saúde comunitária na comunidade e durante as visitas domiciliárias; elas educam as mulheres grávidas e as mães sobre a importância dos mosquiteiros e ensinam-nas a usá-los..."* [N- 1]

> *"As enfermeiras comunitárias fazem a educação comunitária sobre os MTI e recebemos relatórios delas... Vão a casa das mulheres e verificam se têm os mosquiteiros e se os estão a usar; se não tiverem, distribuem-lhes os mosquiteiros."* [N-3]

Por outras palavras, os enfermeiros de saúde comunitários visitam as mulheres grávidas, informam-nas sobre os MTI e fazem perguntas sobre a posse dos mosquiteiros e a sua utilização.

Desafios enfrentados pelo pessoal de saúde na promoção da utilização de MTI entre as mulheres grávidas

Esta secção apresenta a análise relativa aos factores que o pessoal de saúde considera impedirem o seu trabalho em geral e, especificamente, na promoção da utilização de MTI entre as mulheres grávidas. Os subtemas apresentados a seguir baseiam-se na análise das respostas.

Escassez de MTI

A análise revelou que a escassez, resultante dos atrasos na entrega dos MTI, era o principal fator que impedia o seu trabalho em geral e, especificamente, a promoção do uso de MTI entre as mulheres grávidas. De acordo com o pessoal de saúde, os atrasos do governo no fornecimento atempado de mais MTI criam uma situação em que as mulheres grávidas têm de os comprar por si próprias. No entanto, como algumas delas não têm dinheiro para comprar os MTI durante os períodos de escassez na unidade de saúde, vivem sem utilizar os mosquiteiros:

> *"Sim, sabe, às vezes o governo traz os mosquiteiros, mas todos os dias, sempre que atendemos novas mulheres grávidas e novos grupos que chegam... Distribuímos os mosquiteiros e, por vezes, os mosquiteiros acabam e quando os pedimos demoram a chegar, por isso as novas grávidas têm de esperar para receber alguns. "* [N- 1]

"Normalmente, os MTI não vêm para nós os distribuirmos. Alguns deles têm de os comprar para os usar e até se queixam que é desconfortável usá-los... Devido a razões financeiras, quando há falta de mosquiteiros na pré-natal, alguns não têm dinheiro para os comprar. "

[N- 2]

Outro desafio observado, tal como relatado pelo pessoal de saúde, foi o facto de a maioria das mulheres grávidas não gostar de usar MTI, como se explica a seguir.

Falta de cooperação na utilização adequada dos MTI

Parece haver uma falta de cooperação entre o pessoal de saúde e as mulheres grávidas no que respeita à utilização adequada dos MTI. Enquanto o pessoal de saúde ensina e insiste para que as mulheres grávidas sigam as instruções específicas sobre a utilização dos MTI, as mulheres grávidas, por seu lado, recusam-se a utilizá-los, alegando que é quente e desconfortável dormir debaixo deles

"A maior parte das pessoas queixa-se de que é muito quente e desconfortável quando dormem debaixo delas. [N- 2]

Curiosamente, de acordo com o pessoal de saúde, algumas das grávidas indicam categoricamente que não têm mosquitos em casa e, por isso, não vêem qualquer razão para terem de usar MTI:

*"Alguns deles dizem-nos que não há mosquitos no quarto e que, por isso, não usam as redes..." *[N- 2]

A análise anterior mostrou que existem alguns problemas com que o pessoal de saúde se confronta na sua tarefa de educar as mulheres grávidas sobre a utilização dos MTI nas comunidades.

Resumo do capítulo

O capítulo apresentou uma análise de caso, que começou com a informação demográfica dos participantes. Seguiu-se a análise dos dados sobre os temas: conhecimento, atitude e perceção da utilização de MTI entre as mulheres grávidas. Além disso, este capítulo analisou os dados sobre questões relacionadas com a influência dos factores socioculturais e os seus efeitos nos MTI, indicando vários subtemas. Para além disso, foi igualmente analisada a contribuição do pessoal de saúde para a promoção do uso de MTI entre as mulheres grávidas e os subtemas que surgiram. Por último, o capítulo mostrou que, embora o pessoal de saúde se esforce por educar as mulheres grávidas para a utilização dos MTI, também se depara com constrangimentos, alguns dos quais estão fora do seu controlo. O próximo capítulo apresenta a discussão do estudo.

CAPÍTULO CINCO

DISCUSSÃO DOS RESULTADOS

Introdução

Neste capítulo, os resultados do estudo são discutidos em relação à literatura atual. Os resultados são apresentados em subtemas relacionados com os conceitos de seriedade percebida, barreiras percebidas e benefícios percebidos.

A primeira secção apresenta os conhecimentos sobre os MTI entre as mulheres grávidas que frequentam os CPN. A secção 2 apresenta a atitude em relação aos MTI entre as mulheres grávidas que frequentam os CPN. A secção 3 apresenta a perceção dos MTI entre as mulheres grávidas que frequentam os CPN. A quarta secção apresenta a influência dos factores socioculturais na utilização dos MTI pelas mulheres grávidas que frequentam os CPN. A secção cinco apresenta a contribuição do pessoal de saúde para a promoção dos MTI entre as mulheres grávidas que frequentam os CPN. A secção seis apresenta os desafios que o pessoal de saúde enfrenta na promoção dos MTI entre as mulheres grávidas que frequentam os CPN. A secção sete apresenta o resumo do capítulo.

Conhecimento dos MTI entre as mulheres grávidas que frequentam os CPN no Hospital Geral de La

Esta secção apresenta a discussão dos resultados relativos ao conhecimento sobre os MTI entre as mulheres grávidas que frequentam os CPN e é discutida em relação à literatura existente.

Prevenção das picadas de mosquito e da malária (perceção da gravidade*)***

A construção da perceção de gravidade diz respeito à crença de um indivíduo sobre a gravidade ou severidade de uma doença (McCormick Brown, 1999). Os resultados mostraram que as mulheres grávidas que frequentam o ANC no Hospital Geral de La têm um conhecimento apreciável da finalidade dos MTI. De facto, as mulheres grávidas sabiam que os MTI protegem e ajudam as mulheres grávidas a controlar a malária e a proteger o feto. Esta é uma demonstração clara do conhecimento das mulheres grávidas sobre os MTI e corrobora as conclusões de Okello-Ogojo (2001), segundo as quais quase metade (48,3%) dos inquiridos urbanos de Mukono, Jinja, Mbarara e

Arua, no Uganda, acreditava que os mosquiteiros eram a forma mais eficaz de prevenir a malária. O mesmo se pode dizer das mulheres grávidas no Estado de Enugu, na Nigéria, onde os participantes no estudo demonstraram um conhecimento global dos MTI de 87,9% (Adogu & Ijemba, 2013).

Um passo mais além nos resultados, no que diz respeito aos conhecimentos das mulheres grávidas, revelou que elas conheciam o objetivo e a importância dos MTI e a forma como são utilizados. Mais uma vez, isto corrobora o estudo de Okello-Ogojo (2001), que concluiu que 88,3% dos participantes no estudo no Uganda consideravam os MTI muito importantes para os seus agregados familiares.

Em relação ao modelo de crenças sobre a saúde (MSC), os resultados relativos ao conhecimento dos MTI sugerem que as mulheres grávidas percepcionam com toda a seriedade a utilização de MTI. Assim, "a perceção da seriedade baseia-se muitas vezes em informações ou conhecimentos médicos, mas pode também resultar de crenças que uma pessoa tem sobre as dificuldades que uma doença criaria ou os efeitos que teria na sua vida em geral" (McCormick Brown, 1999: p27). Por outras palavras, o conhecimento de que os MTI protegem e ajudam as mulheres grávidas a controlar a malária para si próprias e para o feto demonstra a perceção da seriedade com que vêem a malária como uma doença perigosa.

A atitude em relação aos mosquiteiros tratados com inseticida entre as mulheres grávidas que frequentam os CPN no Hospital Geral de La

Esta secção apresenta os resultados e a sua relação com a literatura no que respeita à atitude das mulheres grávidas em relação à utilização dos MTI. Registaram-se atitudes positivas e negativas, como se explica a seguir.

Atitude positiva em relação à utilização de MTI entre as mulheres grávidas (benefícios percebidos)

Uma das questões-chave do modelo de crenças sobre a saúde (HBM) é a perceção dos benefícios, que é o sentimento de um indivíduo sobre a qualidade ou a utilidade de outra conduta para diminuir o perigo de desenvolver uma doença (Frank & Swedmark, 2004). No que diz respeito à atitude das mulheres grávidas em relação aos MTI, o estudo concluiu que elas vêem uma vantagem na utilização de MTI, incluindo o facto de ajudar a proteger as mulheres grávidas e os seus fetos contra as picadas de mosquito e a malária associada. Mais uma vez, uma das vantagens expressas pelas mulheres grávidas em dormir sob MTI é o facto de evitar a picada do mosquito e ajudar a controlar a malária. De um modo geral, as mulheres grávidas têm uma atitude positiva em relação aos MTI. Os resultados revelaram que, com exceção de alguns casos negativos.

Suscetibilidade percebida

A suscetibilidade percebida é uma das percepções mais poderosas para levar as pessoas a adoptarem comportamentos mais saudáveis (de Wit et al., 2005; Belcher et al., 2005). Os participantes demonstraram uma boa atitude em relação aos MTI, pelo que dormir sob um MTI evita as picadas de mosquito. A disposição para agir em relação à utilização dos MTI foi largamente positiva. Esta conclusão não corrobora um estudo realizado no sudeste da Nigéria, que concluiu que as atitudes das mulheres relativamente à utilização e às práticas dos MTI eram fracas (Ukibel et al., 2014). No entanto, apoia um estudo de mulheres grávidas num distrito pós-conflito no norte do Uganda, que concluiu que 98% das inquiridas afirmaram que era bom usar MTI (Obol, Atim, & Moi, 2014).

Atitudes positivas - Influência do marido na utilização de MTI (benefícios percebidos)

O estudo mostra que a atitude das mulheres grávidas em relação aos MTI é positiva, uma vez que vêem uma vantagem na sua utilização. A sua crença sociocultural era que os MTI serviam como substitutos na ausência dos maridos. É por isso que alguns estudos sugeriram a necessidade de considerar as questões de género nas intervenções para aumentar a utilização dos MTI (Richards et al., 2013).

As provas confirmam o truísmo de que, entre alguns ganeses, o homem é considerado o líder económico e espiritual que protege a família/agregado familiar:

..." *O espírito do meu marido é suposto proteger a criança por nascer...* " *(PW-8).*

Um conceito semelhante foi explicado na literatura (Akwabi-Ameyaw, 1982). Isto levou algumas das mulheres a expressar a noção de que os MTI lhes davam paz de espírito.

No entanto, isto significa que estas mulheres grávidas podem não se preocupar com a necessidade de adquirir uma rede se esta estiver à venda (ver Binka & Akweongo, 2006). Em geral, as

As respostas demonstraram que a disposição para agir em relação à utilização de MTI era largamente

positiva - para evitar a exposição a picadas de mosquito e a malária associada. Este facto denota a

relevância dos benefícios percebidos (Frank et al., 2004).

Atitude negativa em relação ao uso de MTIs entre as mulheres grávidas (barreiras percebidas)

O conceito de barreiras percebidas à mudança, tal como abordado no segundo capítulo, é a avaliação

que o próprio indivíduo faz dos obstáculos ao método para adotar um novo comportamento (Janz &

Becker, 1984). Os resultados revelaram uma atitude negativa, em que as mulheres grávidas se

queixaram de que a utilização de MTI gera calor e que dormir sob MTI é muito desconfortável. Isto

corrobora um estudo transversal descritivo, que concluiu que a atitude positiva em relação à utilização

de MTI era muito baixa entre as mulheres grávidas do distrito de Kilifi, no Quénia (Njoroge et al.,

2007). Além disso, Aluko e Oluwatosin (2012), num estudo transversal, verificaram que apenas

algumas mulheres (20,9%) em Ibadan, na Nigéria, demonstraram uma atitude positiva em relação à

utilização de MTI. Defendemos o reconhecimento dos padrões climáticos na conceção do MTI.

Kakaire (2015) referiu que as principais razões apontadas para a não utilização dos MTI foram o facto

de o mosquiteiro estar demasiado quente, estar gasto ou em mau estado e o facto de o mosquiteiro

não estar pendurado no Uganda.

Tal como Janz e Becker (1984) argumentam, a mudança não é algo que aconteça sem esforço para a

grande maioria e, por isso, o conceito de barreiras à mudança percebidas pode estar relacionado

com a atitude negativa expressa acima. Algumas mulheres grávidas indicaram que o calor e o

desconforto associados aos MTI constituíam um obstáculo à adoção de um novo comportamento.

Assim, se o pessoal de saúde educasse as utilizadoras de MTI e lhes garantisse que os benefícios

ultrapassam os aspectos negativos, a utilização de MTI poderia aumentar consideravelmente. A

educação para a saúde e uma cruzada de literacia em massa podem inverter as más atitudes e

práticas de utilização dos MTI entre as mulheres grávidas (Ukibe et al., 2014).

A perceção dos MTI entre as mulheres grávidas que frequentam os CPN

Esta secção apresenta a discussão dos resultados sobre a perceção dos MTI em relação à literatura existente. O estudo encontrou percepções positivas e negativas.

Perceção positiva dos MTI entre as mulheres grávidas (benefícios percebidos)

Tal como Frank e Swedmark (2004) explicaram no capítulo dois, o conceito de benefícios percebidos é o sentimento de um indivíduo em relação à qualidade ou utilidade de outra conduta para diminuir o perigo de desenvolver uma doença. Os resultados mostraram que as mulheres grávidas que frequentam os CPN consideram o MTI bom, melhor e mais confortável e que dormir debaixo dele não afecta a gravidez, mas previne a picada do mosquito e a doença associada à malária. Isto reforça a conclusão de Obol et al. (2014) de que cerca de 97% das mulheres grávidas num distrito pós-conflito no Norte do Uganda consideravam os MTI eficazes na prevenção das picadas de mosquito que transmitem a malária e 96% das que possuíam MTI estavam dispostas a continuar a usá-los. Os resultados também corroboram a conclusão de Okello-Ogojo (2001) de que 48,3% dos inquiridos em zonas urbanas do Uganda consideravam a utilização de mosquiteiros como a melhor forma de prevenir a malária. Do mesmo modo, Nketiah-Amponsah (2010) concluiu que, entre os factores socioeconómicos e culturais que podiam prever a adoção e utilização de MTI por uma mãe no Gana, estava a área de residência.

Um estudo realizado na província de Ratchaburi, Tailândia (Sri-aroon, Rauyajin et al., 1998) mostrou que a utilização de mosquiteiros impregnados estava significativamente relacionada com o fator: perceção dos benefícios da utilização.

Mais uma vez, utilizando o modelo HBM, este resultado apoia o conceito de benefícios percebidos. Ou seja, segundo os participantes, os MTI não afectam a gravidez, mas previnem a malária. Uma vez que a maioria das mulheres grávidas considera que os MTI são muito confortáveis e bons, é provável que a adoção destes mosquiteiros reduza as despesas com o tratamento da malária e, por conseguinte, melhore o rendimento das famílias e promova o crescimento económico nacional (Okello-Ogojo, 2001).

Perceção negativa dos MTI entre as mulheres grávidas (barreiras percebidas)

Algumas mulheres grávidas pareciam ter conhecimentos limitados com base numa perceção negativa dos MTI na comunidade. Isto apoia a necessidade de intervenções de mudança de comportamento para abordar as percepções e equívocos ao nível da comunidade relativamente à distribuição de MTI (Ankomah et al., 2012).

Os resultados mostraram que tanto as mulheres grávidas do Hospital Geral de La como alguns membros da comunidade, tal como indicado por estas mulheres grávidas, queixaram-se de sentir o calor e as condições quentes geradas quando dormem debaixo da rede. Além disso, de acordo com as mulheres grávidas, os membros das comunidades têm a perceção de que os produtos químicos utilizados no tratamento das redes são maus e podem afetar a gravidez e, eventualmente, provocar um aborto. Com exceção deste estudo e da sua conclusão sobre a perceção negativa que se afasta da perceção positiva habitual, a perceção dos MTI na literatura tem sido sempre positiva (Obol et al., 2014).

A influência dos factores socioculturais na utilização de MTI entre as mulheres grávidas que frequentam os CPN

Esta secção apresenta uma discussão sobre os resultados e a sua relação com a literatura existente sobre a influência dos factores socioculturais na utilização de MTI entre as mulheres grávidas que frequentam os CPN. Foram identificados factores socioeconómicos e culturais na comunidade.

Tamanho da sala - alojamento e instalação de MTI (barreira percepcionada)

Um dos factores socioculturais observados nos resultados foi o tamanho do quarto onde as mulheres grávidas podem pendurar os mosquiteiros durante a noite. As participantes indicaram que o tamanho reduzido dos seus quartos afectava a facilidade com que podiam pendurar e utilizar o MTI. De facto, uma participante indicou

"...o quarto é muito pequeno, por isso não se pode pendurar lá a rede para evitar a picada do mosquito... usar um mosquiteiro antes de dormir em vez da rede." [PW-6]

Adogu e Ijemba (2013) recomendaram anteriormente que as decisões sobre os mosquiteiros devem ter em conta a sua forma, tamanho, desenho e cor. Um dos factores socioculturais que, de alguma forma, poderia influenciar a utilização do MTI era o tamanho do quarto onde algumas das grávidas tinham de pendurar o MTI. Explorámos se a conceção dos MTI tinha em consideração os diferentes tamanhos dos quartos e das camas dos alojamentos nas comunidades ou se era utilizada uma medida padrão. No entanto, não foi possível aplicar a abordagem adoptada por Gunasekaran et al. (2009), que procederam à verificação física dos mosquiteiros durante as visitas domiciliárias na Índia. Zewdneh et al. (2011) também descobriram que no distrito de Kolla Tembien, Tigray, Etiópia, a colocação inadequada de MTIs nas casas inquiridas foi responsável pela fraca utilização de MTIs entre as mulheres grávidas.

Apesar de a unidade de saúde estar localizada num município urbano, alguns dos utentes vinham de aldeias próximas através do sistema de encaminhamento. Alguns utentes também vivem em zonas que podem ser descritas como bairros degradados da cidade. Por conseguinte, era compreensível que os desenhos arquitectónicos das casas no município estudado pudessem diferir consideravelmente.

A nossa análise corrobora a tendência relatada de que o baixo nível de utilização efectiva dos MTI por parte das mulheres pode ser atribuído a factores socioeconómicos e culturais, tais como alojamento precário ou inconveniente (Chukwuocha et al., 2010).

Influência da etnia ou religião no ITN

Foi efectuada uma análise para descobrir as implicações da etnia e da religião na utilização dos MTI entre as mulheres. No entanto, a maioria delas informou os investigadores de que estes factores não influenciavam a sua aceitação e utilização de MTI. Uma mulher grávida afirmou

> *"...não penso que se for um Ewe, um Ga, um Muçulmano ou um Cristão, isso não afectará a utilização da rede".* [PW-9]

Este facto corrobora o estudo de Ibrahim et al. (2014), que concluiu que os grupos étnicos e a religião não influenciaram a utilização de MTI.

Efeitos da cultura e das tradições na utilização de MTI na comunidade

O estudo revelou algumas perspectivas da comunidade relativamente aos efeitos da cultura e das tradições na utilização de MTI. Os membros da comunidade adoptam algumas práticas culturais para evitar a picada do mosquito no controlo da malária, como se explica a seguir.

Queima de ervas para controlar a picada do mosquito (barreira percebida)

Os resultados mostraram que a queima de ervas para controlar os mosquitos era uma das práticas culturais e tradicionais das pessoas nas comunidades. A crença é que o cheiro das ervas afasta os mosquitos. Esta constatação corrobora, de facto, estudos anteriores, que referiam que as ervas são maioritariamente utilizadas na cura da malária no Gana (Azabre et al., 2006). Em particular, um estudo realizado nos distritos de Kassena-Nankana Este e Oeste revelou que alguns inquiridos bebem ou usam ervas locais (por exemplo, ervas da árvore de Neem) para controlar a malária em vez de usarem redes mosquiteiras (Azabre et al., 2006). Isto também está relacionado com as práticas das pessoas no distrito de Kilifi, no Quénia, onde alguns inquiridos usavam ervas locais para controlar a malária (Njoroge et al., 2009).

Prevemos que as crenças tradicionais possam aumentar devido à aparente falta de recursos financeiros para comprar MTI, se estes não forem oferecidos gratuitamente às mulheres grávidas.

Estes resultados corroboram a HBM, que sugere que as barreiras percepcionadas são a avaliação que o próprio indivíduo faz dos obstáculos no método para adotar um novo comportamento (Frank & Swedmark, 2004). Embora a noção de barreiras percebidas seja a mais importante na decisão da conduta de mudança (Janz & Becker, 1984), este estudo mostra que os factores socioculturais têm a probabilidade de servir como barreiras ao uso de MTI entre as próprias mulheres grávidas. Assim, alguns membros da comunidade substituem o MTI por ervas locais devido à aparente falta de recursos financeiros para comprar os mosquiteiros.

O contributo do pessoal de saúde para a promoção dos MTI entre as mulheres grávidas que frequentam os CPN

Esta secção relata a relação entre a literatura e as estratégias implementadas para a promoção do uso de MTI entre as mulheres grávidas através da educação para a saúde pública na comunidade pelo pessoal de saúde. Foram identificadas três estratégias, apresentadas a seguir.

Educação sobre a importância dos MTI (Cues to Action)

O conceito de pistas para a ação, tal como discutido no segundo capítulo, explica ocasiões, indivíduos ou coisas que levam os indivíduos a mudar a sua conduta (Graham, 2002). Os resultados revelaram que o pessoal de saúde dá formação às mulheres grávidas e, por vezes, verifica se elas têm MTI em casa, como parte das estratégias de controlo da utilização dos MTI. Para além disso, os profissionais de saúde fornecem os mosquiteiros às mulheres grávidas e informam-nas sobre a importância da sua utilização para prevenir a malária e o aborto do feto. Foi referida uma estratégia semelhante, em que uma simples mensagem de promoção da saúde transmitida por parteiras da aldeia aumentou a utilização de mosquiteiros para mais de 60% em aldeias experimentais no Estado de Shan do Norte, em Myanmar (Lin et al., 2000).

Isto também corrobora um estudo realizado na província de Ratchaburi, na Tailândia (Sri-aroon, Rauyajin et al., 1998), que mostrou que a utilização de mosquiteiros impregnados estava significativamente relacionada com factores como a receção de informações dos trabalhadores da malária. Um conhecimento deficiente sobre a utilização de MTI pode levar a baixos níveis de utilização efectiva pelas mulheres (Chukwuocha et al., 2010) e a baixos níveis de escolaridade, tal como referido por alguns estudos (Wagbasoma & Aigbe, 2010; Baley & Deressa, 2008). Isto significa que a utilização dos MTI será maior se os utilizadores estiverem bem informados sobre a sua importância e implicações para o controlo da malária. Isto é confirmado pelo facto de a utilização dos MTI ter sido significativamente maior nos participantes que receberam a intervenção educativa (48%) do que nos que não receberam (33%) [(Rhee, 2005)].

Distribuição de MTI às mulheres grávidas

O estudo concluiu que os profissionais de saúde realizam diariamente acções de educação para a saúde pública sobre a utilização de MTI na comunidade. A educação faz parte de um pacote mais alargado oferecido às mulheres grávidas que frequentam os CPN. Para o efeito, demonstram às mulheres grávidas como utilizar os MTI, numa base individual, quando vêm à consulta, e corrigem a impressão errada que têm sobre a utilização dos MTI. Além disso, os serviços dos enfermeiros de saúde comunitários também foram utilizados para dar às mulheres grávidas a formação necessária sobre a utilização dos MTI. Os dados disponíveis mostram que os discursos locais e as ideias e comentários dos profissionais de saúde influenciaram as preocupações sobre as intervenções relativas à malária durante a gravidez (MiP) (Pell, Straus, Andrew, Menaca, & Pool, 2011).

Educação comunitária porta a porta sobre a utilização dos MTI

Os resultados revelaram que os Enfermeiros de Saúde Comunitária (ACS) realizam a educação sanitária sobre os MTI nas comunidades e distribuem os mosquiteiros às mulheres grávidas que não os possuem e/ou que não os utilizam. Isto significa que, quando se efectua a distribuição porta a porta, é provável que cada vez mais mulheres grávidas o utilizem, para além de obterem mais informações sobre a sua utilização. Nos agregados familiares que receberam uma ou duas visitas porta-a-porta adicionais, a maioria dos inquiridos indicou que o voluntário forneceu novas informações sobre a utilização e a importância dos MTI, apesar de terem recebido múltiplas visitas anteriores (Desrochers et al., 2014). Uma simples mensagem de promoção da saúde administrada por parteiras da aldeia aumentou a utilização de mosquiteiros para mais de 60% em aldeias experimentais no Estado de Shan do Norte, Myanmar (Lin et al., 2000).

Isto também explica por que razão o modelo HB sugere que as notícias dos meios de comunicação social (Graham, 2002), as campanhas de comunicação em massa, a exortação de outras pessoas e os postais actualizados de um fornecedor de serviços medicinais (Mi, 2002) são pistas que levam os indivíduos a mudar a sua conduta. Assim, a educação, a distribuição de MTI e o acompanhamento das mulheres grávidas pelo pessoal de saúde foram "pistas" que levaram as mulheres grávidas a mudar a sua atitude e a sua perceção dos MTI. Isto corrobora as conclusões de Weinrich et al. (1998) de que o facto de conhecer um parente da igreja com um tumor da próstata é um "estímulo à ação" notável para que os homens afro-americanos frequentem programas de instrução sobre o cancro da próstata.

Desafios enfrentados pelo pessoal de saúde na promoção de MTI entre as mulheres grávidas que frequentam os CPN

Esta secção apresenta uma discussão sobre os resultados e a sua relação com a literatura no que diz respeito aos desafios enfrentados pelo pessoal de saúde na promoção dos MTI entre as mulheres grávidas que frequentam os CPN. Os resultados revelaram dois desafios importantes.

Escassez de MTI (auto-eficácia)

No capítulo 2, a literatura fala da componente adicional da auto-eficácia da HBM, que é a confiança na própria capacidade de fazer algo (Bandura, 1977). O estudo revelou que a escassez resultante do atraso do governo na entrega dos MTI é o principal fator que impede o trabalho do pessoal de saúde em geral e, especificamente, na promoção do uso de MTI entre as mulheres grávidas. Este facto corrobora as conclusões de Chukwuocha et al. (2010), segundo as quais o custo dos MTI, seguido da sua indisponibilidade, constituíam constrangimentos à sua utilização.

Falta de cooperação na utilização adequada dos MTI

O segundo desafio é a falta de cooperação entre os profissionais de saúde e as mulheres grávidas no que respeita à utilização adequada dos MTI. Um estudo concluiu que os desafios à utilização e promoção dos MTI por parte dos profissionais de saúde eram a falta de convicção sobre os benefícios únicos dos MTI, conhecimentos inadequados e acesso deficiente aos mosquiteiros (lyaniwura, Ariba, & Runshewe-Abiodun, 2008).

O que precede apoia a ideia de auto-eficácia, na medida em que os indivíduos, na sua maioria, só tentam fazer algo novo se pensarem que o conseguem fazer (Bandura, 1977; Rosenstock et al., 1988).

Resumo do capítulo

Este capítulo discutiu tematicamente os resultados do estudo, relacionando-os com a literatura e com o modelo de crenças de saúde. O próximo capítulo apresenta o resumo, as conclusões e as recomendações do estudo.

CAPÍTULO SEIS

RESUMO, CONCLUSÕES E RECOMENDAÇÕES

Introdução

Este capítulo apresenta um resumo do estudo em relação aos objectivos e tira conclusões com base nos resultados da secção um. A secção dois apresenta as conclusões do estudo. A secção três apresenta as contribuições do estudo para o conhecimento. Na secção quatro, o investigador faz algumas recomendações com base nos resultados do estudo. A secção cinco apresenta as limitações do estudo. Por último, a secção seis apresenta as orientações para a investigação futura.

Resumo do estudo

O principal objetivo do estudo era explorar as percepções e atitudes em relação aos MTI no controlo da malária entre as mulheres grávidas. Para o efeito, utilizou-se a metodologia de investigação qualitativa para obter dados de mulheres grávidas (pacientes) que frequentavam a clínica pré-natal do Hospital Geral de La Dade, no município de La Dade Kotopon, na região da Grande Acra, no Gana. No total, foram entrevistados treze participantes, incluindo 10 mulheres grávidas e três profissionais de saúde. As entrevistas foram gravadas em áudio, transcritas e analisadas com recurso à aplicação do software Nvivo e à análise de enquadramento. Os resultados serviram de base para as conclusões e recomendações feitas pelos investigadores, que são apresentadas de seguida.

Conclusões

De um modo geral, esta investigação atingiu os objectivos e as principais questões de investigação foram respondidas. No entanto, apesar de este estudo tentar compreender as percepções e atitudes em relação aos MTI entre as mulheres grávidas que frequentam os CPN no La General Hospital, ainda há muito trabalho a fazer sobre este tema. A utilização do Modelo de Crenças na Saúde teria sido melhor num estudo quantitativo do que num estudo qualitativo. Por exemplo, Watabane e colegas exploraram as percepções e crenças sobre a malária e a utilização de MTIs, tendo em conta a diferença nos factores determinantes da utilização de MTIs de acordo com o local e o contexto. O HBM foi utilizado como quadro teórico para captar os principais constructos com base na significância das variáveis entre variáveis insulares e categóricas. Foi efectuada uma análise do inquérito sobre conhecimentos, atitudes e práticas (KAP) para comparar as diferenças entre as variáveis categóricas e as contínuas. (Watanabe et al., 2014)

Neste estudo, a maioria dos constructos identificados corresponde ao quadro teórico, tal como explicado na discussão do capítulo 5. O HBM tem sido utilizado noutras disciplinas, incluindo a Sociologia e a Psicologia (Hochbaum, 1958). A sua aplicação ao estudo de intervenção sobre os MTI ou a malária também é única. As principais conclusões do estudo são apresentadas de seguida.

Conhecimento das mulheres grávidas sobre os MTI

O estudo conclui que as mulheres grávidas que frequentam o ANC no La General Hospital têm, de facto, um conhecimento apreciável dos MTI. De facto, os resultados mostraram que as mulheres grávidas sabiam que os MTI as ajudam e protegem a elas e aos seus fetos contra a malária. Também conheciam o objetivo e a importância dos MTI e a forma como são utilizados. Este é um desenvolvimento positivo para o controlo da malária entre as mulheres grávidas. Esta conclusão corrobora o estudo realizado entre as mulheres grávidas no Estado de Enugu, na Nigéria, onde os autores constataram que estas mulheres apresentavam um conhecimento geral sobre os MTI, constituindo 87,9% (Adogu & Ijemba, 2013).

Atitude das mulheres grávidas em relação aos MTI

De um modo geral, o estudo conclui que, com exceção de alguns casos negativos, quase todos os participantes demonstraram uma boa atitude em relação aos MTI. A disposição para agir em relação à utilização de MTI por parte das mulheres grávidas que frequentam o ANC no La General Hospital foi largamente positiva. Do mesmo modo, a literatura refere que 98% das mulheres grávidas num distrito pós-conflito no norte do Uganda afirmaram que era bom usar MTI (Obol et al., 2014).

Perceção das mulheres grávidas sobre os MTI

O estudo conclui e argumenta que as mulheres grávidas que frequentam os CPN no Hospital Geral de La têm a perceção de que os MTI são melhores, confortáveis e que dormir debaixo deles não afeta a gravidez, mas evita as picadas de mosquito e, consequentemente, a contração da malária. Do mesmo modo, esta conclusão corrobora Obol et al (2014), onde cerca de 97% das mulheres grávidas do Norte do Uganda consideram que os MTI são eficazes na prevenção das picadas de mosquito, que transmitem a malária, e 96% das que possuíam MTI estavam dispostas a continuar a usá-los.

Influência dos factores socioculturais na utilização de MTI entre as mulheres grávidas

O estudo observou que os factores socioculturais podem influenciar a aceitação e a utilização de MTI entre as mulheres grávidas que frequentam os CPN. Assim, existem algumas crenças e práticas socioculturais que persistem nas comunidades. Estas incluem a presença do homem, que oferece proteção física e espiritual à mulher contra as picadas de mosquito e a malária associada; e a perceção da comunidade de que os produtos químicos utilizados no tratamento dos mosquiteiros podem afetar a gravidez, provocando o aborto do feto. Estes factores são susceptíveis de influenciar a utilização de MTI por parte das mulheres grávidas. É necessário explorar melhor este fenómeno para ajudar na formulação de políticas por parte dos decisores políticos e das partes interessadas no sector da saúde.

A confiança das mulheres grávidas na proteção espiritual do marido contra as picadas de mosquito poderia ser abordada através da educação para a saúde pública.

As práticas culturais prevalecentes para prevenir as picadas de mosquitos e controlar a malária são, entre outras, o consumo de ervas, cascas de laranja e palha de palmeira. Do mesmo modo, esta conclusão corrobora um estudo realizado nos distritos de Kassena-Nankana Este e Oeste do Gana, que também revelou que alguns inquiridos bebem ou utilizam ervas locais (por exemplo, ervas da árvore Neem) para controlar a malária em vez de utilizarem redes mosquiteiras (Azabre et al., 2006).

Uma revelação crucial da nossa análise foi o facto de algumas mulheres grávidas acreditarem que não seriam picadas por mosquitos quando os seus maridos estivessem por perto. Na medida em que isto ilustra o género e a relação de poder como um elemento influente nos processos de tomada de decisão sobre a escolha de uma intervenção de saúde pelas mulheres, também demonstra como algumas das crenças antigas ainda podem ter uma influência substancial (Bartie, 1982).

Por exemplo, o mito de que a ausência do pai poderia expor a criança a doenças está enredado na construção do sentido ganês da criação, que pressagia que o homem, enquanto ser espiritual, é constituído pelo sangue, a alma e o espírito (Bartle, 1982). O sangue da criança provém da mãe, uma vez que esta carregou o feto. Entre alguns dos povos de língua Akan, este facto ajuda a explicar e a posicionar a linhagem e a herança de uma pessoa na genealogia da mãe. Enquanto se assume que a alma emana de Deus, o espírito está ligado ao pai. Por conseguinte, o espírito do pai serve de proteção para a criança (Akwabi-Ameyaw, 1982). Esta ideologia é muito forte entre as pessoas de algumas comunidades do Gana em particular, bem como de outros países africanos (Mangany & Buitendag, 2013).

Este fenómeno pode encorajar as pessoas a aceitar ou rejeitar certas intervenções médicas ortodoxas. Minja et al. (2001, p. 164) referem que "para prevenir as formas graves que se pensa serem causadas por bruxas e espíritos sobrenaturais, são utilizados na Tanzânia amuletos (hirizi) de curandeiros, que são considerados mais importantes do que os MTI".

Contribuição do pessoal de saúde para a promoção dos MTI

O estudo conclui que o pessoal de saúde dá formação às mulheres grávidas sobre a utilização dos MTI e, por vezes, faz um acompanhamento para saber se as mulheres os têm em casa, como parte das estratégias de controlo da utilização dos MTI. Além disso, os profissionais de saúde distribuem os mosquiteiros às mulheres grávidas e informam-nas sobre a importância da sua utilização para prevenir as picadas de mosquito, a malária associada e o aborto do feto. Além disso, os profissionais de saúde realizam diariamente acções de educação para a saúde pública sobre a utilização de MTI na comunidade. Para o efeito, demonstram às mulheres grávidas como utilizar os MTI, quando vêm à consulta, e corrigem as impressões erradas sobre a utilização dos MTI. Além disso, os serviços de enfermeiros de saúde comunitária são contratados para dar formação sobre a utilização de MTI às mulheres grávidas nas comunidades. Do mesmo modo, a literatura refere que uma simples mensagem de promoção da saúde administrada por parteiras de aldeia aumentou a utilização de mosquiteiros para mais de 60% em aldeias experimentais no Estado de Shan do Norte de Myanmar (Lin et al., 2000).

Desafios enfrentados pelo pessoal de saúde na promoção da utilização de MTI entre as mulheres grávidas

O estudo conclui que a escassez resultante dos atrasos do governo na entrega dos MTI é o principal fator que impede o trabalho do pessoal de saúde na promoção da utilização dos MTI entre as mulheres grávidas. De igual modo, esta conclusão corrobora a conclusão de Chukwuocha et al. (2010), segundo a qual o custo dos MTI, associado à sua indisponibilidade, constitui um obstáculo à sua utilização. Do mesmo modo, esta conclusão corrobora as conclusões de um estudo que concluiu que os desafios à utilização e promoção dos MTI por parte dos profissionais de saúde incluíam a falta de convicção sobre os benefícios únicos dos MTI, conhecimentos inadequados e acesso deficiente aos mosquiteiros (lyaniwura, Ariba, & Runshewe-Abiodun, 2008).

Contribuição para o conhecimento

O estudo dá alguns contributos para a política e a prática, a teoria e a metodologia, como se explica a seguir.

Contribuição para a política e a prática

O estudo contribui para a política e a prática ao revelar que os responsáveis pela política de saúde, os profissionais de saúde e os profissionais implementados têm de ter em consideração a perceção e a atitude das mulheres grávidas ao conceberem orientações políticas para o programa de controlo da malária. Recorde-se que, para garantir o controlo efetivo da malária, especialmente entre as mulheres grávidas, o Governo do Gana, através do Ministério da Saúde e da sua agência de execução, o Serviço de Saúde do Gana, estabeleceu diretrizes políticas para a implementação e o aumento da utilização de MTI, em conformidade com o programa da Parceria Fazer Recuar a Malária (RBM), tendo também desenvolvido um quadro estratégico para orientar a sua implementação (Serviço de Saúde do Gana, 2014).

De acordo com o quadro, esperava-se que o programa de prevenção da malária no Gana reduzisse a morbilidade e a mortalidade específicas da malária em 50% até ao ano 2010 (Serviço de Saúde do Gana, 2014). No entanto, os dados deste estudo podem sugerir que os objectivos não foram alcançados até à data. Por conseguinte, as conclusões deste estudo podem parecer sugerir uma das várias razões para o retrocesso na consecução desses objectivos.

Contribuição para a teoria

O estudo também dá uma contribuição teórica para o conhecimento ao argumentar que, embora o modelo de crenças sobre a saúde (HBM) tenha sido aplicado maioritariamente a estudos quantitativos (Watanabe et al., 2014), a sua aplicação para explicar os resultados deste estudo provou que também pode ser aplicado a estudos qualitativos. Ajudou a elucidar como e porquê as mulheres grávidas se comportam da forma como o fazem em resposta à intervenção dos MTI implementada para controlar a malária no Gana (Serviço de Saúde do Gana, 2014). Na maioria dos casos, o estudo revelou que o facto de as mulheres grávidas perceberem que a utilização do MTI traz benefícios, encorajou-as a aceitá-lo e a utilizá-lo durante a gravidez, ao ponto de o considerarem seguro para os seus fetos.

Contribuição para a metodologia

A contribuição do estudo para a metodologia de investigação é muito significativa. Pode argumentar-se que a maioria dos estudos analisados no segundo capítulo aplicou o método de investigação quantitativa. No entanto, este estudo é um dos poucos que aplicou uma metodologia de investigação qualitativa para recolher dados para análise, a fim de explorar as questões relacionadas com a intervenção dos MTI no controlo da malária associada à gravidez (Adeyeri, 2011). Isto permitiu-nos triangular várias estratégias dentro da mesma metodologia no nosso estudo. De facto, as entrevistas qualitativas ajudaram a conhecer e a compreender a forma como as mulheres grávidas percepcionam o MTI através das suas próprias percepções e de um mundo do qual fazem parte (Silverman, 2006). Assim, será interessante para estudos futuros misturar as duas metodologias, qualitativa e quantitativa, utilizando assim métodos mistos para recolher dados para análise.

Recomendações

Com base nas conclusões deste estudo, são feitas as seguintes recomendações para consideração dos decisores políticos e dos profissionais de saúde:

1. É necessário concentrar-se na criação de uma procura de MTI através de todos os canais de

informação sanitária disponíveis, incluindo o marketing social.

2. É necessário que as empresas que concebem os mosquiteiros tratados com inseticida (MTI) melhorem a sua conceção e garantam que os materiais utilizados proporcionam conforto e permitem a ventilação.

3. É necessário que os profissionais de saúde mantenham uma educação contínua na clínica pré-natal sobre a importância da utilização de MTI no controlo da malária e na prevenção do risco de anemia, de bebés com baixo peso à nascença e de morte, uma vez que a educação proporciona conhecimentos e leva a uma mudança de atitude e de perceção da utilização de MTI.

4. É necessário que o Ministério da Saúde assegure a disponibilidade de MTI em todas as unidades de saúde.

5. É necessário que o Serviço de Saúde do Gana garanta que a política de controlo da malária seja implementada e respeitada e também que os mosquiteiros sejam distribuídos atempadamente nas unidades de saúde para evitar atrasos e faltas.

Limitações do estudo

As seguintes limitações do estudo podem ser abordadas em investigações futuras:

1. O estudo foi realizado para avaliar a perceção e a atitude em relação à utilização de MTI entre as mulheres grávidas que frequentam as consultas pré-natais no La General Hospital. Devido ao local do estudo, algumas das respostas esperadas não foram dadas. Isto teria sido diferente se o estudo tivesse sido realizado num ambiente rural. Pode ser realizado outro estudo para explorar as percepções e atitudes em relação à utilização de MTI entre as mulheres grávidas numa zona rural.

2. O investigador não pôde deslocar-se a casa das mulheres grávidas para as entrevistar, bem como para determinar a sua verdadeira propriedade e utilização. Foram antes entrevistadas na

clínica pré-natal do Hospital Geral de La. Pode ter havido um viés de informação, uma vez que todas as inquiridas disseram que usavam o MTI: entretanto, podem não o estar a usar em casa. A forma mais eficaz de confirmar se as mulheres grávidas usam ou não os MTI é efetuar a(s) entrevista(s) em casa e verificar fisicamente se os colocaram ou não.

3. Os resultados globais não são generalizáveis a todas as unidades de saúde da área municipal de La Dadekotopon, devido ao facto de um estudo fenomenológico produzir dados que não podem ser generalizados. Isto significa que pode haver um viés de amostragem. (Creswell, 2007). É necessário aplicar o método de investigação quantitativa e alargar o estudo para abranger muitos CPN noutros hospitais da região da Grande Accra.

Investigação futura

Como forma de retificar as limitações deste estudo, sugerem-se as seguintes sugestões para futuros trabalhos de investigação:

1. É necessário efetuar estudos experimentais (ensaios clínicos) sobre certas ervas utilizadas no controlo da malária: para verificar a sua eficácia.

2. É necessário aplicar métodos quantitativos ou mistos, aumentar o tamanho da amostra e alargar o estudo para abranger muitos CPN noutros hospitais da região da Grande Acra, de modo a melhorar a generalização para toda a população (Bennett et al, 2012).

REFERÊNCIAS

Adah, P.O., Mafiana, C.F., & Sam-Wobo, S.O. (2009). Avaliação do impacto da utilização de redes mosquiteiras tratadas com inseticida na parasitemia e anemia para controlo da malária em crianças, Estado de Ogun, Nigéria. Saúde Pública (123) 390-392

Adeyemi, A.S., Adekande, D.A., & Akinola, S.E. (2007). Use and prevalence of Insecticide treated mosquito bed nets among pregnant population in Osogbo, Nigeria. Nig Med Pract, 52(2), 29-32.

Adeyeri, O. (2011), "Determinants of insecticide treated nets (ITNs) ownership and use in Ghana", Tese de doutoramento, Universidade de Duke

Adogu, P. O., & Ijemba, C. (2013). Posse e utilização de redes tratadas com inseticida entre mulheres grávidas em Enugu, Nigéria: A Descriptive Cross-sectional Study. *Jornal de Investigação em Ciências Naturais, 3(13), 10-17*

Akwabi-Ameyaw, K. (1982), "Ashanti social organization: some ethnographic clarifications", Ethnology, Vol. 21 No. 4, pp. 325-333.

Aluko, J. O., & Oluwatosin, A. O. (2012). Utilização de redes mosquiteiras tratadas com inseticida durante a gravidez entre as mulheres no pós-parto em Ibadan, Nigéria: um estudo transversal. BMC pregnancy and childbirth, 12(1), 21.

Ankomah, A., Adebayo, S.B., Arogundade, E.D., Anyanti, J., Nwokolo, E., Ladipo, O. e Meremikwu, M.M. (2012), "Determinants of insecticide-treated net ownership and utilization among pregnant women in Nigeria", BMC Public Health, Vol. 12 No. 1, p. 1, doi: 10.1186/1471-2458-12-105.

Aribodor, D.N., NwaOrgu, O.C., Eneanya, C.I., & Aribodor, O.B. (2007). Malária entre mulheres primigestas que frequentam clínicas pré-natais em Awka, Estado de Anambra, Sudeste da Nigéria. Niger J Parasitol, 28(1), 25-27.

Asenso-Okyere. W.K. (1994). Socioeconomic Factors In Malaria Control!, Fórum da Organização Mundial de Saúde, 265-8

Auta, A. (2012). Factores demográficos associados à utilização de redes tratadas com inseticida entre mulheres e crianças nigerianas. N Am J Med Sci. 4(1), 40-44.

Azabre B.A., Teye k.J., e Yaro J.A (2006). Estratégias de controlo da malária nos distritos de Kassena-Nankana Este e Oeste do Gana. Jornal de Geografia do Gana, 5.

Azabre B.A., Teye k.J., Yaro J.A (2006). Estratégias de controlo da malária nos distritos de Kassena-Nankana Este e Oeste do Gana. Jornal de Geografia do Gana Vol. 5, 2013

Babbie, E. (2004). Os princípios básicos da investigação social. (3ª ed.). Thomson: Wadsworth.

Baley, M., e Deressa, W. (2008). Utilização de redes mosquiteiras tratadas com inseticida por mulheres grávidas e factores associados numa população predominantemente rural no Norte da Etiópia. Trop. Med. Int. Health 13(1), 1303-13

Inquérito de base (2000). Knowledge, Attitudes, and Practices Related to Malaria and Insecticide Treated Nets in Uganda (Conhecimentos, atitudes e práticas relacionadas com a malária e os mosquiteiros tratados com inseticida no Uganda).

Bandura, A. (1977), *Social learning theory (Teoria da aprendizagem social)*. Prentice-Hall Inc., Englewood Cliffs, New Jersey.

Bartle, P. (1982), "The universe has three souls - notes on translating Akan culture (1)", Journal of Religion in Africa, Vol. 14 No. 2, pp. 85-114.

Basommi, L.P. (2011). Análise espacial da epidemiologia da malária no distrito oeste de Amanse. Tese apresentada ao Departamento de Engenharia Geomática da Universidade de Ciência e Tecnologia Kwame Nkrumah em cumprimento parcial dos requisitos para a obtenção do grau.

Bennett, A., Smith, S.J., Yambasu, S., Jambai, A., Alemu,W, (2012), "Household possession and use of insecticide-treated mosquito nets in Sierra Leone 6 months after a national mass-distributioncampaign", PLoS ONE, Vol. 7 No. 5, p. e37938, doi: 10.1371/joumal.pone.0037927.

Bernard, H.R. (2002). Métodos de investigação em Antropologia: Métodos qualitativos e quantitativos. (3ª ed.). Walnut Creek, Califórnia: AltaMira Press.

Binka, F. e Akweongo, P. (2006), "Prevention of malaria using ITNs: potential for achieving the millennium development goals", Current Molecular Medicine, Vol. 6 No. 2, pp. 261-267.

Breman, J.G. (2009). Erradicar a malária. Sci Prog 92(1).

Brink, H. (1996). Fundamentos da metodologia de investigação para profissionais de saúde. Cidade do Cabo: Juta

Charmaz, Kathy (2006). Construção de uma teoria fundamentada: A practical guide through qualitative analysis. Thousand Oaks, CA: Sage.

Chukwuocha UM, Dozie IN, Onwuliri CO, Ukaga CN, Nwoke BE, Nwankwo BO, Nwoke EA, Nwaokoro JC, Nwoga KS, Uduji OG, Iwuala CC, Ohaji ET, Morankinyo OM, Adindu BC (2010). Percepções sobre a utilização de redes mosquiteiras tratadas com inseticida em partes da bacia do rio Imo, Nigéria: implicações para a prevenção da malária na gravidez. Afr. J. Reprod. Health, 14(1), 117-28.

Chukwuocha, U.M., Dozie, I.N.S., Onwuliri, C.O.E., Ukaga, C.N., Nwoke, B.E.B., Nwankwo B.O, Nwoke, E. A., Nwaokoro, J.C., Nwoga, K.S., Udujih, O.G., Iwuala, C.C., Ohaji, E.T., Morakinyo, O. M. e Adindu, B.C. (2010), "Percepções sobre a utilização de redes tratadas com inseticida em partes da bacia do rio Imo, Nigéria: implicações para a prevenção da malária na gravidez", *African Journal of Reproductive Health,* Vol. 14No.1,pp.1-17.

Cooper, C. R., & Schindler, P. S. (2006). Business research methods (9th ed.). Boston: McGraw-Hill

Cooper, D.R. & Schindler, P.S. (2001). Business research methods. Irwin/McGraw-Hill

Crawley, J.J., Hill, J., Yartley,J., Robalo,M., Serufilira, A., Ba-Nguz, A., Roman, E., Palmer, A., Asamoa K., & Steketee, R. (2007). Da Evidência à Ação? Challenges to Policy Change and Programme Delivery for Malaria in Pregnancy. The Lancet Infectious Diseases. 7(2),145-55.

Creswell, J. (2007), *Qualitative enquiry and research design: choosing among five approaches,* Londres: Sage Publications Ltd, Londres, Reino Unido.

Creswell, J.W. (2009) Research design: Qualitative, Quantitative and Mixed Methods Approaches, 3rd London: Sage Publications Ltd., London, UK

Cyber Kebumen (1999). Pressupostos subjacentes aos métodos quantitativos. Retrieved February 18, 2008 fromwww.socsci.uci.edu/ssarc/pcs/webdocs/F-Read ings/

Daddi, J., Tesfaye, G., Deressa, W., Woyessa, A., Kebede, D., & Alamirew, D. (2005). Inquérito de base para a implementação de redes mosquiteiras tratadas com inseticida no controlo da malária na Etiópia. Ethiopia. J. Health Dev. 19(1), 16-23.

D'Alessandro, U., Langerock, P., Bennet, S., Francis, N., Cham, K., & Greenwood, B.M. (1996). The impact of a national impregnated bed net programme on the outcome of pregnancy in primigravidae in The Gambia. Trans. R Soc. Trop. Med. Hyg. 90(5), 487-492.

Desai, M, terKuile, F. O., Nosten, F., McGready, R., Asamoa, K., Brabin, B., & Newman, R.D. (2007) Epidemiology and Burden of Malaria in Pregnancy (2007).The Lancet Infectious Diseases, 7(2), 93-104.

Desrochers, R.E., Siekmans, K., Berti, P.R., Bramhill, K., Buchan, S.A.W., Battah,G.K., Gbetoglo, D., Vignikin, K., e Sabino, A. (2014), "Effectiveness of postcampaign, door-to-door, hang-up, and communication interventions to increase long-lasting, insecticidal bed net utilization in Togo (2011-2012): a cluster randomized, control *trial"*, *Malar J.*, Vol. 13 No.260, pp.1-17.

Eisele, T.P., Keating, J., Littrel, M., Larsen, D., & Macintyre, K. (2009). Avaliação da utilização de mosquiteiros tratados com inseticida entre crianças e mulheres grávidas em 15 países utilizando inquéritos nacionais normalizados. Am J Trop Med Hyg. 80:209-14.

Filler, S., Causer, L.M., Newman, R.D., Barber, A.M., Roberts, J.M., MacArthur, J., Parise, M.E., & Steketee, R.W. (2003). Malaria surveillance-United States, 2001. MMWR Surveill Summ 52(1).

Flick, U. (2011). Introdução à metodologia de investigação: A Beginner's Guide to Doing a Research Project. Londres, Sage Publication.

Fraenkel, J. R. & Wallen, N. E. (2000) How to Design and Evaluate Research in Education Boston: McGraw Hill, pp. 431, 432.

Gamble C.L., Ekwaru, J.P., & Ter Kuile, F.O. (2006). Insecticide treated nets for preventing malaria in pregnancy. Base de dados Coch de revisões sistémicas Acessed: Http://www.cochraine.org/reviews/en.

Gillham, B. (2000), The Interviewer as the Research Instrument: the Research Interview, Continuum, McGraw-Hill Education, Londres.

GHS (2015a), "Programa nacional de controlo da malária", disponível em: www.ghanahealthservice.org/ghssubcategory.php?cid=4&scid=41 (acedido em 20 de janeiro de 2015).

Serviço de Saúde do Gana. (2015b), "Greater Accra region: regional health directorate", disponível em: http://www.ghanahealthservice.org/rhdcategory.php?ghsrid=l&cid=31, (acedido em 14 de dezembro de 2014).

Glanz, K., Lewis, E.M. e Rimer, B.K. (2002), *Health behaviour and health education: theory, research and practice,* Jossey-Bass Publishers, San Francisco.

Graham, M.I. (2002), "Health beliefs and self breast examination in black women", *Journal of Cultural Diversity.* Vol. 9 No.2, pp.49-54.

Guerra, C.A., Gikandi, P.W., Tatem, A.J., Noor, A.M., Smith, D.L., Hay, S.I., & Snow, R.W. (2008). The limits and intensity of Plasmodium falciparum transmission: implications for malaria control and elimination worldwide. PLoS Med, 5:e38.

Gunasekaran, K., Sahu, S.S., Vijayakumar, K.N., & Jambulingam, P. (2009) Aceitabilidade, vontade de comprar e utilizar redes mosquiteiras tratadas com inseticida de longa duração no Estado de Orissa, Índia. Ata Tropica (112), 149-155.

Hancock, B. (2002). Trent Focus for Research and Development in Primary Health Care: An Introduction to Qualitative Research. Nottingham: Trent Focus

Hycner, R. H. (1985). Algumas diretrizes para a análise fenomenológica de dados de entrevistas. Human Studies 8, 279-303.

Ibrahim, S. M., Umar, N. I., Garba, N. A., Isa, B., Usman, H. A., e Bako, B. G. (2014). Utilização de redes tratadas com inseticida entre mulheres grávidas que frequentam a clínica pré-natal em um hospital de referência suburbano, nordeste da Nigéria. British Journal ofMedicine & Medical Research, 4(12), 2343-2351.

Iriemenam, N.C., Dosunmu, A.O., Oyibo, W.A. & Fagbenro-Beyioku, A.F. (2011). Conhecimento, atitude, perceção da malária e avaliação da parasitemia da malária entre as mulheres grávidas que frequentam a clínica de cuidados pré-natais na área metropolitana de Lagos, Nigéria. J Vetor Bome Dis48, 12-17.

Iriemenaml, N.C., Dosunmu, A.O., Oyibo, W.A., & Fagbenro-Beyioku, A.F. (2011). Conhecimento, atitude, perceção da malária e avaliação da parasitemia da malária entre as mulheres grávidas que frequentam a clínica de cuidados pré-natais na área metropolitana de Lagos, Nigéria. J Vetor Bome Dis (48),12-17.

Isah, A.Y., & Nwobodo, E.I. (2009). Sensibilização e utilização de redes mosquiteiras tratadas com inseticida entre mães grávidas numa instituição de saúde terciária no Noroeste da Nigéria. NigerJMed 18(2), 175-178.

lyaniwura, C.A., Ariba, A. e Runshewe-Abiodu, T. (2008), "Knowledge, use and promotion of insecticide treated nets by health workers in a suburban town in south western Nigeria", *Nigerian Journal of Clinical Practice,* Vol.ll No.2, pp.149-154.

Kothari, C.R. (2004) Research Methods and Techniques, 2nd ed. New Delhi:Wiley Eastem.p 34.

Jima, D., Tasfaye, G., Deressa, W., Woyessa, A., Kebede, D. e Alamirew, D. (2005), "Baseline survey for the implementation of insecticide treated mosquito nets in malaria control in Ethiopia", *Ethiopian Journal of Health Development,* Vol. 19 No.l,pp.l6-23.

Lengeler C. (2004). Redes de cama e cortinas tratadas com inseticida para prevenir a malária. Base de dados Cochrane Syst Rev.:CD000363.

Lengeler, C. (2009). Redes de cama e cortinas tratadas com inseticida para a prevenção da malária (Revisão). The Cochrane Collaboration. JohnWiley & Sons.

Lester, S, (1999). Uma introdução à investigação fenomenológica. Stan Lester Developments, Taunton

Lewis, J. L. & S. R. J. Sheppard (2006): Cultura e comunicação: Can landscape visualization improve forest management consultation with indigenous communities. Landscape andUrban Planning, 77, 291-313

Lin, K., Aung, S., et al. (2000), "Promotion of insecticide-treated mosquito nets in Myanmar" *Southeast Asian J Trop Med Public Health,* Vol.31 No.3, pp.444-7.

Lin, S. J., Defossez, P. A., & Guarente, L. (2000). Requisito de NAD e SIR2 para extensão do tempo de vida por restrição calórica em Saccharomyces cerevisiae.Science, 289(5487), 2126-2128.

Mangany, J.S. e Buitendag, J. (2013), "A critical analysis on African traditional religion and the trinity", HTS Theological Studies, Vol. 69 No. 1, pp. 1-13.

Marshall, C., & Rossman, G.B. (1999). Projetar investigação qualitativa (3ª ed.). Sage: Thousand

Mbanugo, J.I., & Okorudo, O. (2005). Prevalência da infeção por Plasmodium em mulheres grávidas em Aguata, Estado de Anambra, Sudeste da Nigéria. J Environ Health, 2(2), 64-68.

Merriam, S. (2009). Investigação qualitativa: A guide to design and implementation. São Francisco, CA: Jossey-Bass.

Miles, M.B., & Huberman, A.M. (1994). Qualitative Data Analysis: an expanded sourcebook (2ª ed.), Sage Publications, Thousand Oaks.

Minnesota Health Improvement Partnership Social Conditions and Health Action Team (2001). Um apelo à ação: promover a saúde para todos através de mudanças sociais e económicas. Disponível em: http://www.health.state.mn.us/divs/cfh/ophp/resources/docs/calltoaction.pdf acedido em 10 de outubro de 2014.

Minja, H., Schellenberg, J.A., Mukasa, O., Nathan, R., Abdulla, S., Mponda, H., Tanner, M., Lengeler, C. e Obrist, B. (2001). "Introducing insecticide-treated nets in the Kilombero Valley, Tanzania: the relevance oflocal knowledge and practice for an Information, Education and Communication (IEC) campaign", Tropical Medicine International Health, Vol. 6 No.8, pp. 614-623. Doi:10.1046/j.l365-3156.2001.00755.x.

Mubyazi, G.M., Magnussen, P., Byskov, J. e Bloch, P. (2013), "Feasibility and coverage of implementing intermittent preventive treatment of malaria in pregnant women contacting private or public clinics in Tanzania: experience-based viewpoints of health managers in Mkuranga and Mufindi districts", BMC Health Services Research, Vol. 13 No.l, pp.372.

Ngulube, P. 2005. Melhorar a qualidade dos resultados da investigação no ensino superior através da partilha de conhecimentos e da colaboração: Um estudo de caso. Mousaion, 23 (1), 39-61

Njoroge, F. K., Kimani, V. M., Ongore, D., & Akwale, W. S. (2009). Use of insecticide treated bed nets among pregnant women in Kilifi District, Kenya.East African medicaljoumal, 86(7).

Nwana, C.R. (2008), "Socio-economic status and discrimination against people living with HIV/AIDS in Lagos State, Nigeria", Ph.D, Thesis, University of Lagos, Lagos, Nigeria.

Obol, J.H., Atim, P., & Moi, K.L. (2014). Posse, atitudes e percepções de mosquiteiros tratados com inseticida entre mulheres grávidas num distrito pós-conflito no norte do Uganda. Revista Internacional de Doenças Tropicais e Saúde, 4(6): 645660.

Obol, J.H., Atim, P., & Moi, K.L. (2014). Posse, atitudes e percepções de mosquiteiros tratados com inseticida entre mulheres grávidas num distrito pós-conflito no norte do Uganda. Jornal Internacional de DOENÇAS TROPICAIS e Saúde, 4(6) 645-660.

Obol, J.H., Atim, P., & Moi, K.L. (2014). Posse, atitudes e percepções de mosquiteiros tratados com inseticida entre mulheres grávidas num distrito pós-conflito no norte do Uganda. Revista Internacional de Doenças Tropicais e Saúde, 4(6): 645660.

Okello-Ogojo, F. (2001). Conhecimentos, atitudes e práticas relacionadas com a malária e os mosquiteiros tratados com inseticida no Uganda. Inquérito de base: dezembro dc 1999-janeiro de 2000.

Onwuegbuzie, A.J., & Collins, K.M.T. (2005). Projeto CAREER: Criação de uma empresa de investigação-ação para a investigação educacional: Guia passo-a-passo para publicação. Workshop de formação e desenvolvimento profissional convidado, apresentado a estudantes de doutoramento e docentes da Universidade do Sul da Florida e da Universidade do Novo México. Universidade do Sul da Flórida, Tampa, FL.

Owusu-Ofori AKl, Betson M, Parry CM, Stothard JR, Bates I. (2003) Transfusion- transmitted malaria in Ghana. Clin Infect Dis. 56(12), 1735-41.

Pell, C., Straus, L., Andrew, E. V., Menaca, A. e Pool, R. (2011), "Social and cultural factors affecting uptake of interventions for malaria in pregnancy in Africa: a systematic review of the qualitative research", PLoS ONE, Vol.6 No.7, pp.e22452.

Pell, C., Straus, L., Andrew, E. V. W., & Menaca, A., & Pool, R. (2011). Factores sociais e culturais que afectam a aceitação de intervenções para a malária na gravidez em África: A Systematic Review of the Qualitative Research. DOI: 10.1371/joumal.pone.0022452

Polite, D.F. e Beck, C.T. (eds) (2008), *Nursing research: generating and assessing evidence for nursing practice,* (Ninth Edition), Philadelphia, PA: Lippincott, Williams & Wilkins.

Polit, D.F. e Hungler, B.P. (1999), *Nursing research: principles and methods* (Sixth Edition), Lippincott, Williams and Wilkins, Philadelphia, PA.

Pope, C., Ziebland, S. e Mays, N. (2000), "Qualitative research in health care", disponível em: http://www.ncbi.nlm.nih.gov./pmc/article/pmclll7368, (acedido em 12 de novembro de 2014).

Proctor, E.K. (2003), "Research to inform the development of social work interventions", *Social Work Research,* Vol. 27 No.l, pp.3-5

Rees, C. (1996). Qualitative and quantitative approaches to research. British Journal of Midwifery, 4 (7), 374-377.

Rhee, M.,Sissoko,M., Perry,S.,McFarland,W.,Parsonnet, J.andDoumbo, O. (2005), "Use of insecticide-treated nets (ITNs) following a malaria education intervention in Piron, Mali: a control trial with systematic allocation of households", *Malar J.,* Vol. 4 No.35,pp. 1-9. 1-9.

Richards, E., Theobald, S., George, A., Kim, J.C., Rudert, C., Jehan, K. e Tolhurst, R. (2013), "Going beyond the surface: gendered intra-household bargaining as a social determinant of child health and nutrition in low and middle income countries", Social Science & Medicine, Vol. 95 No.10 , pp. 24-33, doi: 10.1016/j.socscimed.2012.06.015.

Ritchie, J. e Lewis, J. (2003), *Qualitative research practice: a guide for social science students and researchers.* Sage Publications, Londres, Reino Unido.

Rosenstock. L.M., Strecher, V.J. e Becker, M.H. (1988), "Social learning theory and the health belief model", *Health Education Quarterly,* Vol. 15 No.2, pp.175-183.

Runsewe-Abiodun, I.T. e Runsewe, O.O. (2013), "Attitude and practice of pregnant women to use of insecticide treated nets in South-West Nigeria", *African Journal of Pregnancy and Childbirth,* Vol. 1 No. 1, pp. 001-009.

Runsewe-Abiodun, T.I., Inyanwura, A.C. e Sotimehin, S.A., (2012), "Awareness and knowledge about insecticide treated nets amongst pregnant mothers in Ogun state, Western Nigeria: A descriptive cross sectional study", *Educ Res J,* Vol. 2 No.5, pp.138-145.

Saunders, M., Lewis, P. &Thomhill, A. (2007), Research Methods for Business Students. (4ª ed.). Prentice Hall Financial Times, Harlow.

Silverman, D. (2006), Interpreting qualitative data: Methods for analysing talk, text and interaction, 2ª edição, Sage, Londres, Reino Unido.

SHOSHANNA SOFAER; Qualitative research methods, *International Journal for Quality in Health Care,* Volume 14, Número 4, 1 de agosto de 2002, Páginas 329336, https://doi.Org/10.1093/intqhc/14.4.329

Singh, N., Shukla, M.M., Sharma, V.P. (1999), Epidemiology of malaria in pregnancy in central India", *Bull World Health Organ,* Vol.77 No.7, pp.567-72.

Snow, E.W., Guerra, C.A., Noor, A.M., Myint, H.Y., & Hay, S.I. (2005). A distribuição global de episódios clínicos de malária porPlasmodium falciparum. Nature,434(214).

Sri-aroon, P., Rauyajin, O., Pasandhanatorn, V. e Butraporn, P. (1998), "Maternal influence on the use of impregnated bednets in the protection of infantile malaria", *Southeast Asian Journal of Tropical Medicine and Public Health,* Vol. 29 No.4, pp.702-705.

Stanley, L & Wise, S (1993) Breaking Out Again : Feminist Ontology and Epistemology Londres, Routledge

Stewart, T. e Marchand, R.P. (2003), *Factors that affect the success and failure of insecticide treated net programs for malaria control in SE Asia and the Western Pacific,* Organização Mundial de Saúde, Genebra: Suíça.

Trochim, W M.K. (1989) Outcome Pattern Matching and Program Theory. Avaliação e Planeamento de Programas. 12 355-366

Trochim, W. (2000). The research methods knowledge base (2ª ed.). Cincinnati, OH: Atomic Dog.

Ukibe S. N., Mbanugo J. I., Ukibe N. R., e Ikeakor L. C. (2013). Nível de sensibilização e utilização de redes mosquiteiras tratadas com inseticida entre as mulheres grávidas que frequentam clínicas pré-natais no Estado de Anambra, Sudeste da Nigéria. Jornal de Saúde Pública e Epidemiologia, 5(9), 391-396.

Ukibe, S.N., Ikeako, L.C., Mbanugo, J.I., Obi-Okaro, A.C. e Ukibe, N.R. (2014), "Knowledge, attitude and practices of pregnant women concerning the use of insecticide treated bed nets (ITNs) in Anambra State, South-east Nigeria", *Journal of Applied Medical Sciences,* Vol. 3 No. 1, pp.15-22.

Ukibe, S.N., Ikeako, L.C., Mbanugo, J.I., Obi-Okaro, A.C., & Ukibe, N.R. (2014). Conhecimentos, atitudes e práticas de mulheres grávidas relativamente à utilização de redes mosquiteiras tratadas com inseticida (MTI) no Estado de Anambra, Sudeste da Nigéria. Jornal de Ciências Médicas Aplicadas, 3(1), 15-22

Bases de dados globais da UNICEF (2013), com base em DHS, MICS, MIS e outras fontes representativas a nível nacional em abril de 2013.

Wagbasoma, V.A., Aigbe, E.E. (2010). Utilização de MTIs entre as mulheres grávidas que frequentam o ANC em Etsako West LGA, estado de Edo. Niger J. Clin. Pract. 13(2),144148.

Walsham, G. (1995), "The emergence of interpretivism in information systems research", *Information Systems Research* , Vol. 6 No.4, pp.376-394.

Watanabe, N., Kaneko, A., Yamar, S., Leodoro, H., Taleo, G., Tanihata, T., ... Larson, P. S. (2014). Determinantes da utilização de redes mosquiteiras tratadas com inseticida em ilhas de eliminação pré e pós-malária: uma aplicação do modelo de crença na saúde em Vanuatu. MalariaJoumal, 13(1), 441. doi:10.1186/1475-2875-13-441

Weinrich, S.P., Yoon, S. e Weinrich, M. (1998), "Predictors of participation in prostate cancer screening at worksites", *Journal of Community Health Nursing,* 15(2), ИЗ- 129.

White, N.J. (2008). Plasmodium knowlesi: o quinto parasita da malária humana. Clin Infect Dis 46, 172.

OMS (2003), *Insecticide-treated mosquito nets: a WHO position statement,* World Organização Mundial de Saúde, Genebra, Suíça.

Organização Mundial de Saúde (2008). Insecticide-Treated Mosquito Nets: a WHO position statement. Genebra: Organização Mundial de Saúde.

OMS, (2010).Organização Mundial de Saúde Ficha informativa sobre a malária №94 abril

Organização Mundial da Saúde (2010). Relatório mundial sobre a malária. Genebra

Yin, R.K. (1994), *Case study research: design and methods,* Sage Publications Ltd, Londres, Reino Unido.

Yin, R. K. (2009). Case Study Research. Design and Methods Sage Publications, Thousand Oaks, 4.ª ed., pp. 240

Zewdneh, T., Tadesse, D e Dawit, K. (2011). Conhecimento, Atitude e Prática (KAP) sobre o uso de Redes Tratadas com Inseticida (ITN) contra a Malária no distrito de Kolla Tembien, Tigray, Etiópia. (MEJS), 3 (2), 64-77.

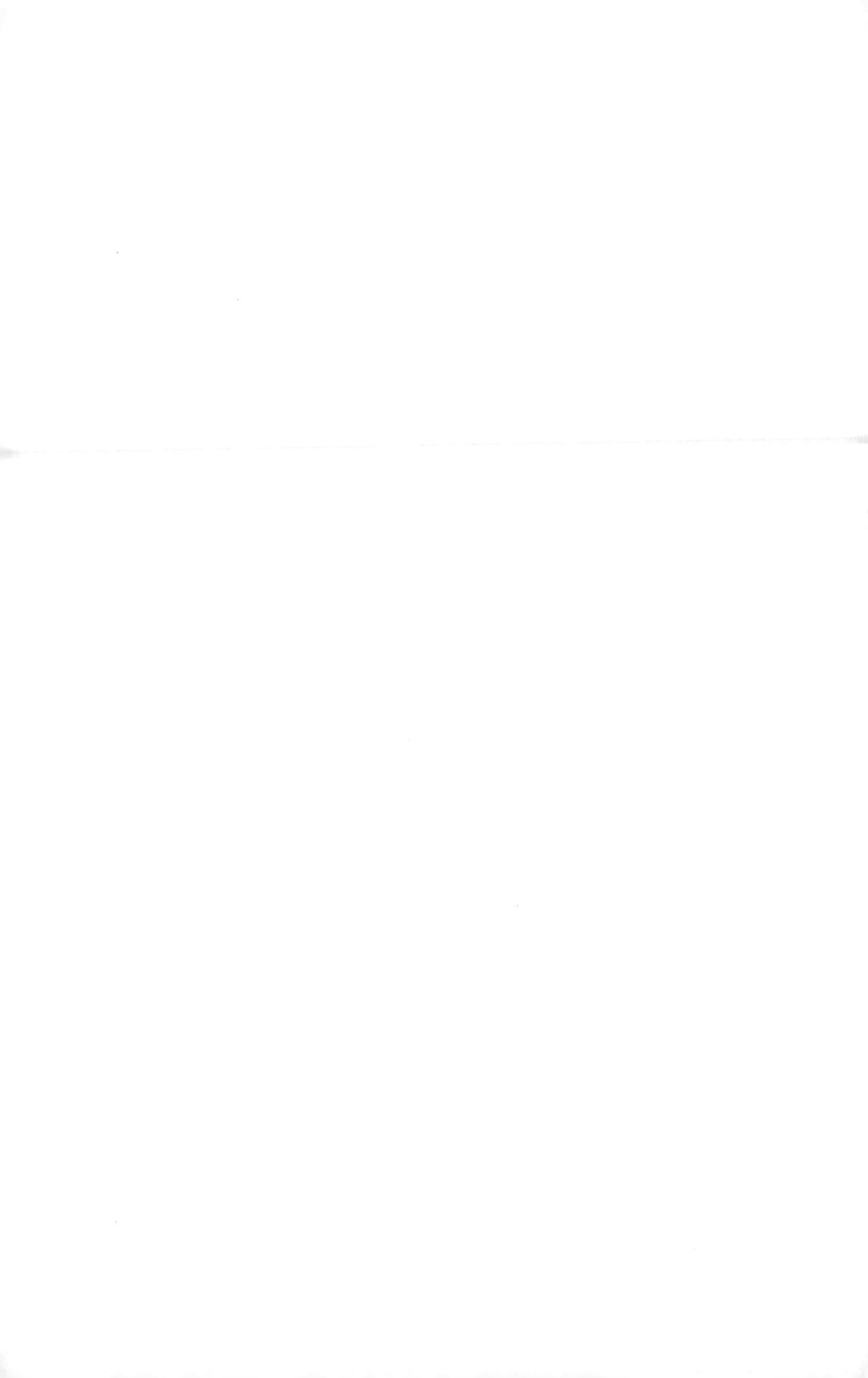

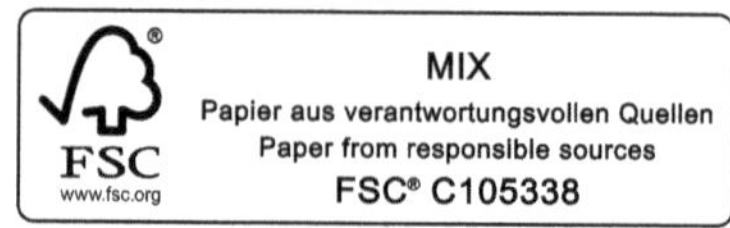

Printed by Books on Demand GmbH, Norderstedt / Germany